Los Ungüentos

para prevenir y curar las enfermedades

Olivier Laurent

Los Ungüentos

para prevenir y curar las enfermedades

DVE

© Editorial De Vecchi, S. A. 2019
© [2019] Confidential Concepts International Ltd., Ireland
Subsidiary company of Confidential Concepts Inc, USA
ISBN: 978-1-64461-364-1

Impreso bajo demanda gestionado por Bibliomanager

Esta obra pretende dar a conocer al lector uno de los numerosos métodos de cura y regeneración que actualmente se hallan a nuestra disposición.

El autor nos aporta su experiencia y sus amplios conocimientos de las plantas y sus efectos beneficiosos, y lo hace desde un enfoque original: encontrar el equilibrio ideal entre el cuerpo y la mente, aumentar sus potencialidades y permitir que se enfrenten a los pequeños malestares de la vida cotidiana.

Sin embargo, esta obra no tiene la intención de sustituir a las terapias tradicionales. No pretenda convertirse en médico, ni para diagnosticar la causa de sus dolores o sufrimientos ni para encontrar el medicamento o la terapia correspondiente. Su médico de familia es la persona más adecuada para ayudarle a determinar el origen de sus males sin confundir síntomas parecidos, y podrá orientarle sobre el tratamiento o el medicamento que debe tomar.

Así pues, nuestro consejo es que, según los problemas específicos —y normalmente únicos— de cada lector, se pida la opinión a personas competentes, médicos, psicoterapeutas, kinesiterapeutas, dietistas, enfermeros, etc., para obtener la información que mejor se adapte a su situación y darle remedio mediante terapias adecuadas.

EL EDITOR

Índice

9

Prólogo

Confía en la naturaleza.

Confíe en la naturaleza, pródiga en efectos beneficiosos de todo tipo. La naturaleza esconde todos los ingredientes necesarios para cuidar de su salud y su belleza; la única condición necesaria es saber utilizar sus potencialidades.

Para ello no necesita ser ningún experto: basta con tener unos conocimientos mínimos. Su habilidad manual hará el resto. Por esta razón, nos contentamos con presentarle los vegetales y minerales que le serán útiles, con numerosos consejos, preparados y *recetas* de todo tipo capaces de mejorar su sentimiento de bienestar.

Para conseguir esto, hurgaremos en los cajones de nuestra abuela y en el catálogo de los descubrimientos más recientes, deteniéndonos en cada ocasión para precisar el interés específico de cada una de las cremas, las mascarillas, los ungüentos, las lociones o las cataplasmas.

Para orientarle de un modo más fácil y preciso en su elección, redactaremos en primer lugar la lista de ingredientes —vegetales o de otro tipo— que se utilizan en curas externas, y a continuación describiremos con detalle los diferentes síntomas y afecciones susceptibles de desaparecer mediante preparados minuciosamente elaborados a partir de esos elementos activos.

De este modo, usted dispondrá de una amplia información sobre las aplicaciones externas y podrá elegir las que respondan a sus necesidades.

Por supuesto, la presente obra no tiene la intención de imponerse a ningún enfoque terapéutico, cuya aplicación correspon-

11

de a la responsabilidad exclusiva del médico. Así pues, no está de más aconsejar al lector que padece unos síntomas específicos que consulte a su médico de cabecera o bien a su especialista, y que reserve la utilización de esta guía para mejorar su bienestar y su belleza.

Introducción

La explotación sistemática de sustancias extraídas del medio ambiente mineral y vegetal para mejorar los pequeños y grandes males cotidianos se remonta, sin duda, a los primeros días de la existencia humana. El conocimiento de sus diferentes potencialidades, en un principio empírico, se ha ido racionalizando poco a poco, hasta el punto de llegar a convertirse con el tiempo en una ciencia.

La aparición de la fitoterapia como disciplina médica autónoma constituye uno de los mejores ejemplos de ello.

Medicina antigua y fitoterapia

El azar provoca a veces muchas situaciones: prueba de ello es el primer intento conocido de fitoterapia, un manual sumerio redactado en tablas de arcilla y que data del 3000 a. de C. ¿Acaso se podía soñar con un encuentro más hermoso entre un primer estudio de las plantas y la arcilla, sustancia mineral tan presente en la confección de ungüentos y cataplasmas para conseguir el bienestar y la belleza?

Sea cual fuere el valor que le concedamos a este *símbolo*, y en una óptica más racional, tenemos que constatar que el ser humano siempre ha intentado sacar el mejor partido de las plantas para proteger su integridad corporal. ¿Cuántos preparados empíricos que provienen del principio de los tiempos siguen teniendo hoy vigencia? Una cantidad considerable, según parece, fruto de una tradición oral que no se ha desmentido nunca.

Perspectivas de futuro

Y aún más: la medicina actual, no contenta con utilizar los efectos benefactores de esta farmacopea natural procedente del principio de los tiempos, se inscribe cada vez más dentro de programas de investigación específicos para codificar los principios de esta, así como en programas de exploración sistemática de las potencialidades de las plantas hasta entonces no estudiadas o mal estudiadas.

Es así como químicos, farmacéuticos y otros especialistas vuelven a hojear el gran catálogo internacional de los tratamientos naturales para intentar extraer y aislar algunas sustancias vegetales que pudieran dar origen a nuevos medicamentos.

La fitoterapia «doméstica»

La utilización de las plantas frescas o secas para su aplicación externa no surge de la fitoterapia propiamente dicha, si bien esta se encarga de explotar las propiedades específicas de las diferentes especies vegetales.

Al contrario de los medicamentos, esta no presenta virtudes curativas en un sentido médico del término (¿cómo sería posible esto, teniendo en cuenta las débiles concentraciones de principios activos presentes en los diferentes preparados que proponemos?), pero puede contribuir a un mejor nivel de bienestar, nada despreciable.

Además, y por las razones que hemos aducido, no hay que temer ningún tipo de efecto secundario, desde el momento en que hemos omitido sistemáticamente de nuestro catálogo las plantas *tóxicas*. En estas condiciones, y con tal de que no atribuyamos a la fitoterapia *doméstica* poderes que no le pertenecen, encontraremos en este libro con qué calmar y embellecer nuestro cuerpo sin ningún riesgo para nuestra salud. Sin embargo, si algún dolor o síntoma persistiera, se debería acudir inmediatamente al médico. De este modo, y sólo así, podremos sacar el máximo provecho del uso de plantas sin riesgo de comprometer nuestra salud o nuestro equilibrio.

La arcilla

La arcilla ocupa un lugar aparte en esta obra, puesto que constituye el único elemento mineral utilizado para la confección de mascarillas y otras cataplasmas. Por esta razón le dedicamos todo un capítulo.

La arcilla —roca sedimentaria terrosa de color blanco, pardo, gris, amarillo, rojo o verde (en función de la cantidad de óxido y de hidrato de hierro que contenga)— ha sido utilizada desde hace mucho tiempo por sus efectos beneficiosos en curas tanto internas como externas.

Los médicos de la época faraónica ya la tenían en gran estima y la utilizaban frecuentemente para curar heridas, afecciones y otras inflamaciones de la piel.

Denominada *tierra de Lemnos* por los griegos, en referencia a la isla del mar Egeo cuyo subsuelo era particularmente rico en arcilla, se la incluía en la composición de emplastos elaborados para favorecer la cura de todo tipo de dermatitis y ayudar en la cicatrización de quemaduras.

De hecho, el gran sabio Dioscórides nos habla elocuentemente de ello en su obra *Materia médica*: «La arcilla cura los abscesos y cierra heridas desde el momento en que se producen».

Los romanos no fueron menos ya que alabaron sus múltiples propiedades beneficiosas por boca de Plinio.

La arcilla, elemento clave de la farmacopea europea de la Edad Media y el Renacimiento, tuvo un eclipse, sin embargo, durante el Siglo de las Luces, antes de volver a convertirse en protagonista a finales del siglo XIX.

Bajo el impulso de naturistas alemanes, se redescubren las múltiples propiedades de la arcilla. Entre ellos, un tal Kneipp, eclesiástico que consiguió curar caballos enfermos de fiebre aftosa haciéndoles digerir arcilla.

Animado por este éxito, se dedicó a tratar a hombres y mujeres con el mismo *remedio*, limitando sin embargo su acción únicamente a aplicaciones externas.

También en estos casos los resultados fueron espectaculares, sobre todo en lo que se refería a luxaciones, contusiones, esguinces y otros tipos de lesiones.

Siguiendo en esta dirección, otros pioneros ampliaron el campo del uso de la arcilla, que resultó tener también efectos beneficiosos en enfermedades de la piel, heridas, quemaduras e inflamaciones diversas.

No resulta nada sorprendente, por tanto, encontrar la arcilla en el abanico de tratamientos que se propone en los centros de curas termales.

Los famosos baños de barro no son más que una aplicación de arcilla disuelta sobre el cuerpo.

La composición de la arcilla

Pierre Bourgeois[1], en la obra que dedicó a la arcilla, escribe:

> El origen de la arcilla es mineral, ya que procede de la descomposición de feldespatos. Estos componentes son aluminosilicatos de potasio, de calcio y de sodio formados gracias a las altísimas temperaturas de la corteza terrestre. Son sensibles a la acción de los agentes atmosféricos y se descomponen en una especie de agregados terrosos de caolín.
>
> Este caolín constituye, por lo demás, el mineral principal de la arcilla, al que debe su plasticidad. También forman parte de ella el mantillo vegetal, la limonita, la cal, el magnesio y los óxidos alcalinos.

1. Pierre Bourgeois, *Cómo curarse con la arcilla*, Editorial De Vecchi, 1997.

Prescripciones de la arcilla

Por sus efectos desinfectante, cicatrizante y estimulante, la arcilla posee uno de los campos de acción más extensos en lo que se refiere a curas externas.

Sin entrar en detalles en lo que respecta a las diferentes aplicaciones (véase más adelante el párrafo dedicado a los diferentes males que puede aliviar), digamos que, en general, la arcilla constituye un recurso nada despreciable para todo tipo de afecciones y de infecciones locales, sin riesgo de provocar efectos secundarios.

¿Cómo utilizar la arcilla?

En función de las necesidades, pondremos en primer lugar las cataplasmas y las compresas en las que se utilizará la arcilla en polvo.

Las cataplasmas y las compresas pueden ser elaboradas indistintamente en frío o ligeramente recalentadas, en función de la comodidad deseada.

Por regla general, cuando la zona de aplicación es grande o cuando el tiempo de exposición tiene que ser muy largo, calentaremos la arcilla para evitar cualquier tipo de sensación de frío y humedad.

En cuanto al tiempo de aplicación propiamente dicho, depende tanto de la naturaleza del terreno como de las reacciones propias de cada persona. Una compresa de arcilla aplicada sobre una llaga purulenta, por ejemplo, tendrá que ser renovada bastante a menudo (cada treinta o sesenta minutos, más o menos) mientras que una cataplasma que pretenda afectar a órganos profundos podrá ser aplicada en el lugar varias horas.

Además, cabe señalar que resulta completamente posible mejorar los efectos de la arcilla añadiéndole una selección de extractos vegetales con virtudes específicas para los problemas que se quieran tratar, como veremos a continuación.

Aplicaciones

Acné juvenil

Mascarilla. Aplique una mascarilla de arcilla pura y, una vez seca, déjela sobre la zona unos veinte minutos. Aclare con agua limpia. Realice la operación dos o tres veces por semana, preferiblemente al final del día.

Aftas

Solución. Mezcle unos gramos de polvo de arcilla en un vaso de agua no muy fría y aclárese la boca durante unos minutos. Repita la operación día y noche hasta la desaparición de las aftas.

Artritis

Cataplasma. En caso de dolores agudos, envuelva la articulación en una gruesa cataplasma de arcilla que previamente habrá calentado al baño María. Si lo cree necesario renuévela unas horas más tarde.

Cuando deje de sufrir dolores, siga preparándose una cataplasma diaria durante unos cuantos días.

Heridas superficiales

Solución. Limpie bien la herida con agua y jabón, y luego aclárela con un poco de agua arcillosa. Séquela con cuidado y espolvoree arcilla en polvo.

Cataplasma o compresa. En caso de infección, cubra la herida con una cataplasma —de gran grosor— o una compresa de arcilla, de solución concentrada. Cambie la cataplasma o la compresa con frecuencia.

Higiene dental

Dentífrico. Lávese periódicamente los dientes con un dentífrico de arcilla pura en polvo mojado con agua.

Lumbago

Cataplasma. Aplique una cataplasma gruesa de arcilla caliente en la parte inferior de la espalda que sobrepase ampliamente ambos lados de la columna vertebral. Recúbralo todo con un paño de felpa doblado en cuatro partes para conservar el calor el máximo de tiempo posible.

Luxaciones

Cataplasma. Envuelva la articulación dolorida con una cataplasma gruesa de arcilla fría. No la deje secar.

Menstruaciones dolorosas

Cataplasma. Aplique una cataplasma de arcilla caliente (preparado untuoso) sobre el bajo vientre, durante una media hora.

Panadizos

Cataplasma. Para acelerar el proceso de maduración de este tipo de absceso, prepare una cataplasma de arcilla bastante gruesa y previamente calentada a 35 °C, y póngala sobre la parte inflamada. Renueve si es posible cada hora la aplicación con un trapo nuevo y una nueva dosis de arcilla. Es importante destacar que el calor de la cataplasma puede agudizar el dolor generado por la evolución del panadizo; en ese caso, reduzca la temperatura de las siguientes cataplasmas.

Para reforzar aún más la acción de estas cataplasmas, se puede mezclar la arcilla no con agua sino con una infusión de flores de saúco.

Quemaduras leves

Cataplasma. Recubra la superficie afectada con una cataplasma de arcilla fría, cuyo preparado tiene que ser untuoso, y cámbiela con regularidad durante unas horas.

Las virtudes de las plantas

Hojas, flores, frutos, cortezas, raíces… todo lo que podemos tomar de la naturaleza es bueno, por poco que conozcamos las maravillosas propiedades de las plantas.

Así pues, los vegetales más comunes de nuestro entorno pueden convertirse en preciosas ayudas en nuestra búsqueda del bienestar y la belleza. De ahí el interés de estudiar esta auténtica *farmacia* natural que, bien utilizada, nos sorprenderá por sus formidables potencialidades. Es importante señalar aquí que sólo hemos incluido en este apartado vegetales susceptibles de ser incluidos en preparados de uso exclusivamente externo.

Pequeño abecedario de plantas amigas

Presentamos a continuación la lista de plantas y vegetales más comúnmente utilizados en materia de curas externas (en infusión para enjuagues, lavados, gárgaras y fabricación de compresas, o en polvo, pasta y cataplasmas).

La mayoría de estas plantas se encuentran en estado natural y se pueden coger sin problemas.

Para cada una de ellas, señalamos:

— el nombre común;
— el nombre científico;
— la familia a la que pertenece;
— la zona o las zonas de hábitat en las que suele encontrarse;
— la parte de la planta utilizada para el tratamiento de dolencias específicas.

Para una mayor información desde el punto de vista botánico, que no constituye el objetivo de esta guía, remitimos al lector a obras especializadas.

Abedul

Betula pendula.
Familia de las Betuláceas.

Árbol común en toda Europa en altitudes de hasta 2.000 m.
Sus hojas y sus nuevos brotes tienen propiedades cicatrizantes nada despreciables. Se aplica en cataplasmas o compresas (abscesos, panadizos) o como infusión para limpiar heridas y llagas.

Acacia

Acacia horrida y senegal.
Familia de las Mimosáceas.

Este arbusto, originario del sudeste africano, se encuentra normalmente en el contorno de la cuenca mediterránea.
Su goma forma parte de la composición de algunos preparados destinados al tratamiento de las quemaduras.

Acanto

Acanthus mollis.
Familia de las Acantáceas.

Planta de grandes hojas presente en el norte y por todo el contorno mediterráneo.
Sus hojas y sus raíces se utilizan en decocción e infusión para uso bucal.

Acedera

Rumex acetosa.
Familia de las Poligonáceas.

Planta herbácea, vivaz y comestible, originaria de Europa y abundante en muchas regiones, especialmente en suelos ricos en hierro y en terrenos húmedos de bosques.

Sus hojas son utilizadas en infusiones para combatir el acné y las inflamaciones bucales.

Aciano

Centaurea cyanus.
Familia de las Compuestas.

Planta herbácea bastante común, que presenta flores azules y de color púrpura.

La infusión del aciano, haciendo gárgaras con ella o utilizándola en compresas, da excelentes resultados en lo que se refiere a irritaciones bucales u oculares.

Agave

Agave americana.
Familia de las Amarilidáceas.

Esta planta ornamental, originaria de América central, ha conquistado poco a poco la cuenca mediterránea, donde hoy en día se puede ver con bastante frecuencia.

Sus hojas, una vez secas, se utilizan en infusiones para luchar contra algunas oftalmías.

Advertencia. No utilizar esta planta bajo ningún concepto en caso de embarazo.

Aguileña

Aquilegia vulgaris.
Familia de las Ranunculáceas.

Planta herbácea vivaz que se encuentra con frecuencia cerca de los ríos y en zonas frías y húmedas.

La raíz de la aguileña sirve de base para decocciones que se utilizan en lavados de boca.

Ajedrea

Satureja hortensis.
Familia de las Labiadas.

Planta herbácea de pequeñas flores violetas, muy abundante en estado cultivado o en estado silvestre, especialmente en zonas de clima seco y cálido.

Sus flores y sus hojas tienen propiedades astringentes y analgésicas que las hacen recomendables para combatir todo tipo de dolencias bucales (irritación, afta, gingivitis) y también los dolores de muelas.

Ajo

Allium sativum.
Familia de las Liliáceas.

Esta hortaliza, ampliamente conocida por los cocineros debido a su incomparable sabor, también es una preciosa ayuda en farmacopea.

Su bulbo majado sirve para elaborar ungüentos contra los callos de los pies, así como también para realizar efectivas cataplasmas antirreumáticas.

Álamo negro

Populus nigra.
Familia de las Salicáceas.

Árbol de gran tamaño (puede alcanzar los 30 m de altura), frecuente en regiones arenosas y húmedas.

Sus yemas constituyen uno de los componentes de algunas cataplasmas antihemorroidales.

Albahaca

Ocimum basilicum.
Familia de las Labiadas.

Planta aromática originaria de la India, muy extendida por toda la cuenca mediterránea.

Sus hojas y sus raíces se utilizan cocidas o en infusiones como remedio antiinflamatorio y para frenar la caída del pelo.

Alcaparro

Capparis spinosa.
Familia de las Caparidáceas.

Pequeño árbol de flores generalmente blancas caracterizadas por sus largos pétalos del centro de los cuales surge un ramillete de largos estambres violáceos.

Abunda en los terrenos húmedos así como en los muros y las rocas agrietadas.

Sus ramos sirven para elaborar un ungüento que calma los problemas venosos (hemorroides, varices) así como los dolores de articulaciones.

Aligustre o ligustro

Ligustrum vulgare.
Familia de las Oleáceas.

El aligustre es un arbusto que resulta especialmente abundante en las florestas.

Las propiedades astringentes de sus hojas lo hacen aplicable en casos de inflamación bucal y para acelerar la cicatrización de llagas y úlceras.

Aliso

Alnus glutinosa.
Familia de las Betuláceas.

Árbol elegante muy extendido por terrenos que se encuentran por debajo de los 1.000 m de altitud.

Sus hojas y su corteza, cocidas, tienen un alto poder cicatrizante de las mucosas.

Almendro

Amygdalus communis.
Familia de las Rosáceas.

Árbol de cinco a doce metros de altura, esencialmente cultivado en la cuenca mediterránea, del que existen dos variedades de aspecto similar que sólo se diferencian por sus frutos: almendras dulces o almendras amargas. Únicamente nos interesa el primer tipo.

El aceite de ese fruto se incluye en la composición de diversos preparados de belleza.

Álsine o pamplina

Stellaria media.
Familia de las Cariofiláceas.

Planta herbácea anual de pequeñas flores blancas, muy abundante en las zonas húmedas.

La planta tiene propiedades antiinflamatorias y astringentes, útiles para reducir las erupciones dérmicas y calmar los dolores de los accesos hemorroidales.

Altramuz

Lupinus albus.
Familia de las Papilionáceas.

Planta anual de pequeñas flores azules o blancas cultivada como forraje o como planta ornamental.

Sus semillas tienen propiedades antiparasitarias y anticaspa, y son utilizadas para tratar problemas de la piel.

Anémona

Anemone nemorosa.
Familia de las Ranunculáceas.

Planta de flores blancas, común en llanuras y bosques, sobre todo en zonas frías y húmedas. Tallos, hojas y flores se utilizan frescas, machacadas, bajo forma de cataplasma para combatir la tiña.

Advertencia. La anémona es una planta de delicado manejo debido al riesgo de irritación, o incluso de toxicidad, que la acompañan.

En todo caso, se evitará utilizarla fuera de cualquier tratamiento médico. Uso exclusivamente externo.

Arándano

Vaccinium myrtillus.
Familia de las Ericáceas.

Arbusto de hoja caduca y flores rosáceas, muy extendido por regiones húmedas de altitud media.

Sus hojas y frutos son utilizados directamente o en infusión para combatir inflamaciones bucales o dérmicas.

Árnica

Arnica montana.
Familia de las Compuestas.

Planta de montaña, de unos veinte centímetros de altura, de flores naranjas y de rizoma rastrero, frecuente en las dehesas y fácil de encontrar hasta cerca de los 3.000 m de altitud.

Sus flores y sus raíces se incluyen, juntas o por separado, en la composición de tintes y cataplasmas utilizados para mitigar dolores e inflamaciones causados por contusiones, esguinces y golpes diversos.

Avellano

Corylus avellana.
Familia de las Betuláceas.

Este arbusto de hoja caduca, también denominado *nochizo*, está muy extendido por toda Europa central y meridional.

Sus hojas y su corteza tienen virtudes cicatrizantes que hacen recomendable su uso en infusión o decocción para eliminar problemas bucales y dérmicos.

Avena

Avena sativa.
Familia de las Gramíneas.

Se trata de un cereal muy cultivado en Europa, especialmente en Francia.

Las compresas y las cataplasmas de harina de avena han sido utilizadas durante mucho tiempo para combatir los dolores lumbares.

Balsamina

Impatiens noli-tangere.
Familia de las Balsamináceas.

Planta muy abundante, especialmente en terrenos húmedos (sobre todo en las zonas bajas de los bosques).

A causa de sus propiedades cicatrizantes y antiinflamatorias, la balsamina se utiliza indiferentemente en estado natural (haciendo una pasta con ella) o seca (como compresa o hervida) para lavar heridas y también para mitigar los dolores causados por las hemorroides.

Berenjena

Solanum melongena.
Familia de las Solanáceas.

La berenjena, muy cultivada en la mayoría de países mediterráneos, elige climas cálidos y secos.

La pulpa de esta legumbre sirve de base para ungüentos apropiados para aliviar dolores hemorroidales.

Berro

Nasturtium officinale.
Familia de las Crucíferas.

Planta herbácea vivaz que crece principalmente en lugares húmedos.
Sus hojas y su zumo se utilizan en fricciones gingivales y aplicaciones dérmicas.

Betónica

Betonica officinalis.
Familia de las Labiadas.

Planta vivaz común, de tallo alto y velloso prolongado por flores malva en panícula.
La infusión de sus flores secas es muy buena para limpiar heridas y úlceras.

Bistorta

Polygonum bistorta.
Familia de las Poligonáceas.

Planta herbácea vivaz de largo y fino tallo acabado en una larga inflorescencia en panícula de tonalidad rosa.
La bistorta se caracteriza por tener una gruesa raíz, o rizoma, horizontal.
Su raíz, en infusión, tiene propiedades antiinflamatorias sobre las mucosas. Por tanto, se utiliza indistintamente para gárgaras bucales y, en compresas, para calmar los dolores hemorroidales.

Capuchina

Tropaeolum majus
Familia de las Tropeoláceas.

Planta decorativa común, que presenta unas hojas largas y flores anaranjadas.
Sus hojas y sus semillas sirven para preparar lociones tónicas para el cuero cabelludo.

Cardencha

Dipsacus fullonum.
Familia de las Dipsacáceas.

Planta común que puede alcanzar los dos metros de altura; frecuente en terrenos no cultivados y en los bordes del camino. Se caracteriza por sus hojas pequeñas, muy duras y punzantes, situadas en la base del pedúnculo floral y utilizadas en el pasado para cardar la lana.
Sus flores y sus hojas secas se utilizan en decocción (compresa o lavado) contra algunas dermatosis.

Castaño

Castanea sativa.
Familia de las Fagáceas.

Árbol común en gran parte de Europa, muy conocido por su fruto otoñal.
Sus hojas y su corteza se utilizan en decocción para el lavado de los cabellos claros, a los que dan bonitos reflejos cobrizos. Las hojas también son utilizadas en infusión para hacer gárgaras y bajar la inflamación; y la corteza, en decocción, para preparar compresas contra enrojecimientos dérmicos.

Castaño de Indias

Aesculus hippocastanum.
Familia de las Hipocastanáceas.

Árbol de hoja caduca de grandes dimensiones (llega a alcanzar hasta los 35 m).

El castaño de Indias puede encontrarse en la mayoría de los países templados del globo.

La pulpa de su fruto sirve para fabricar pomadas analgésicas y antiinflamatorias muy recomendadas en caso de accesos hemorroidales.

Cebada

Hordeum vulgare.
Familia de las Gramíneas.

Planta herbácea anual cultivada para la fabricación de la cerveza.

La harina de la cebada sirve para elaborar cataplasmas con cuya utilización se obtienen excelentes resultados en tratamientos para mitigar dolores lumbares.

Cebolla

Allium cepa.
Familia de las Liliáceas.

Hortaliza con bulbo.

El zumo de su bulbo sirve para suavizar los callos de los pies y se utiliza también para la elaboración de ungüentos antihemorroidales.

Celidonia

Chelidonium majus.
Familia de las Papaveráceas.

Planta herbácea vivaz de pequeñas hojas amarillas, frecuente sobre los muros y entre sus grietas, así como en los eriales. Su zumo es conocido por ser muy activo contra las verrugas.

Centinodia

Polygonum aviculare.
Familia de las Poligonáceas.

Planta herbácea de pequeñas flores blandas muy abundante en eriales, jardines, tierras cultivadas y caminos. Las virtudes astringentes de la parte aérea de la planta dan excelentes resultados contra las inflamaciones bucales y ayudan a cicatrizar llagas.

Cerezo

Prunus avium.
Familia de las Rosáceas.

Este árbol crece en todos los lugares y sobre todo tipo de terreno.
La decocción de sus pedúnculos secos sirve para elaborar compresas que calman la irritación de la piel y mejoran el estado de las pieles enrojecidas.

Cimbalaria

Linaria cymbalaria.
Familia de las Escrofulariáceas.

Planta de reducido tamaño, fina, de flores rosa violáceo, que crece en muros viejos y poco expuestos al sol.

Se utiliza la planta entera o sólo las hojas para la elaboración de infusiones, cataplasmas y ungüentos diversos destinados a mitigar los dolores causados por quemaduras y sabañones, así como para calmar los dolores hemorroidales.

Ciprés

Cupressus sempervirens.
Familia de las Cupresáceas.

Árbol ornamental de tronco fino y de gran tamaño, con follaje ahusado, posible de encontrar con preferencia en climas cálidos y secos.

Sus ramos y sus gálbulas (frutos) se utilizan en decocciones astringentes, recomendadas para combatir diversos tipos de males: acné, sabañones, dolores de muelas, llagas, transpiración, etc.

Ciruelo

Prunus domestica.
Familia de las Rosáceas.

Árbol muy extendido por Francia y abundantemente cultivado por sus frutos. Sus hojas se utilizan para la preparación de una cataplasma conocida desde hace mucho tiempo y cuyas propiedades vermífugas son, de algún modo, infalibles (véase capítulo «Recetas de ayer»).

Clavelillo o clavellina de los cartujos

Dianthus carthusianorum.
Familia de las Cariofiláceas.

Planta silvestre común de hojas de color rojo rosáceo que abunda en los terrenos no cultivados, las faldas de las montañas y las orillas de los riachuelos.

Sus flores son utilizadas en infusión tonificadora y descongestionante para los ojos irritados.

Col

Brassica oleracea.
Familia de las Crucíferas.

Legumbre común de hojas verdes o rojas.
Sus hojas se utilizan en aplicaciones dérmicas calmantes.

Cola de caballo

Equisetum arvense.
Familia de las Equisetáceas.

Planta vivaz de reducido tamaño (de 10 a 30 cm de altura) de cortos ramos que la hacen parecerse a una cola de caballo (de ahí su nombre). Muy abundante en terrenos húmedos.

La parte aérea de la planta se utiliza en infusiones antiinflamatorias y descongestionantes (gingivitis, estomatitis, hemorroides, etc.).

Corazoncillo o hipérico

Hypericum perforatum.
Familia de las Hipericáceas.

Planta herbácea vivaz de raíz de rizoma, también conocida como hierba de San Juan, muy extendida por toda Europa. Suele encontrarse en bosques y cerca de muros viejos.

Las propiedades astringentes, antiinflamatorias, antisépticas, cicatrizantes y sedativas de sus hojas y flores hacen aconsejable su uso para curar heridas, quemaduras y crisis reumáticas.

Cornejo o sanguino

Cornus sanguinea.
Familia de las Cornáceas.

Pequeño árbol común que crece en las lindes de los bosques.
La decocción de su fruto, astringente, y de su corteza, con propiedades cicatrizantes, da muy buenos resultados en cuestiones de inflamación bucal y de tratamiento de llagas.

Culantrillo de pozo o capilera

Adiantum capillus-veneris.
Familia de las Polipodiáceas.

Este pequeño helecho crece normalmente en las grietas de muros y rocas con un cierto grado de humedad. La planta entera se utiliza cocida para luchar contra la caspa y la caída del pelo.

Enebro

Juniperus communis.
Familia de las Cupresáceas.

Arbusto de hojas espinosas y bayas violetas, abundante en terrenos rocosos y bien soleados.
Sus ramos y sus frutos tienen propiedades antisépticas y antireumáticas útiles para luchar contra el acné y los dolores artríticos.

Eneldo

Anethum graveolens.
Familia de las Umbelíferas.

Se encuentra normalmente en caminos campestres y eriales.
Sus granos sirven para elaborar infusiones para enjuagues bucales y gárgaras.

Eucalipto

Eucalyptus globulus.
Familia de las Mirtáceas.

Gran árbol (puede alcanzar los 40 m) de hoja perenne, por norma general presente en la cuenca mediterránea.
La infusión de sus hojas es utilizada para combatir inflamaciones bucales y prevenir la infección de llagas y heridas.

Frambueso

Rubus idaeus.
Familia de las Rosáceas.

Planta vivaz apreciada por sus refrescantes y perfumados frutos. La infusión de sus hojas calma la irritación de las mucosas.

Genciana menor

Gentiana kochiana.
Familia de las Gencianáceas.

Planta vivaz común en Europa, sobre todo en regiones alpinas (pastos y valles). La infusión de sus raíces aclara las pecas.

Girasol

Helianthus annuus.
Familia de las Compuestas.

Planta herbácea, también denominada *mirasol* o *tornasol*, cultivada por su aceite.

Su aceite forma parte de la composición de linimentos que se utilizan para aliviar el dolor de origen inflamatorio (artritis, esguinces).

Granado

Punica granatum.
Familia de las Punicáceas.

Árbol ornamental de bonitas flores de color rojo anaranjado, esencialmente presente en el sur de Francia y en toda la franja mediterránea.

Sus flores se utilizan en infusión para combatir las irritaciones bucales (principalmente, aftas).

Grosellero negro

Ribes nigrum.
Familia de las Saxifragáceas.

Este arbusto se encuentra en terrenos húmedos y más bien sombríos.

Su pulpa fresca, aplastada, sirve para elaborar cataplasmas que se utilizan para combatir el dolor provocado por quemaduras. En infusión (sólo las bayas), es utilizado en gárgaras para bajar la inflamación de la boca o de la garganta.

Haba

Vicia faba.
Familia de las Papilionáceas.

Planta alimenticia hermana de la alubia, esencialmente cultivada en el sur de Francia y en España.

Sus hojas y sus semillas tienen la propiedad de hacer que maduren los abscesos.

Hiedra

Hedera helix.
Familia de las Araliáceas.

Planta sarmentosa común que crece sobre todo en los viejos muros.

Sus hojas se utilizan en la elaboración de cataplasmas analgésicas y cicatrizantes, recomendadas en casos de quemaduras y de llagas diversas.

En cosmética, las decocciones de hojas de hiedra devuelven brillo y vigor al cabello moreno.

Hierba de San Roberto

Geranium robertianum.
Familia de las Geraniáceas.

Esta planta silvestre, también conocida como hierba de San Roberto, elige lugares húmedos y sombríos para vivir.

La infusión de la planta, exceptuando sus raíces, presenta propiedades antiinflamatorias útiles para luchar contra las irritaciones bucales. Sus hojas, aún frescas, cuidadosamente trituradas, se utilizan para la elaboración de cataplasmas que ayudan a curar llagas y úlceras.

Higuera

Ficus carica.
Familia de las Moráceas.

Árbol de hoja caduca que abunda en las regiones de clima cálido y seco.
Su fruto tiene propiedades antiinflamatorias y su *leche* (sustancia presente en el pedúnculo) es utilizada para el tratamiento de callos y verrugas.

Jusbarba o siempreviva mayor

Sempervivum grandiflorum.
Familia de las Crasuláceas.

Planta carnosa muy abundante en terrenos rocosos y montañosos.
Sus hojas, enteras o trituradas pero frescas, se aplican para combatir una gran cantidad de males: dermatosis, llagas, quemaduras, etc. También se utilizan para enjuagues de boca.

Lampazo

Arctium lappa.
Familia de las Compuestas.

Esta planta de flores púrpura puede alcanzar un metro de altura. Se encuentra en terrenos no cultivados.
Sus hojas, frescas, reducidas a una pasta y aplicadas en frío como cataplasma, combaten de manera eficaz los dolores articulatorios. Cocidas, se utilizan para tratar las hemorroides.
Sus raíces, cocidas y hechas una pasta, son aplicadas directamente sobre el cuero cabelludo para frenar la caída de los cabellos.

Laurel

Laurus nobilis.
Familia de las Lauráceas.

Arbusto ornamental de hoja perenne particularmente perfumada.

Sus bayas tienen propiedades descongestionantes, y sus hojas, propiedades tranquilizantes.

Lavanda

Lavendula officinalis.
Familia de las Labiadas.

Planta odorífera de flores violetas que se cultiva principalmente en la cuenca mediterránea.

La esencia de lavanda constituye un excelente desinfectante, además de tener propiedades analgésicas.

Lechuga

Lactuca sativa.
Familia de las Compuestas.

Planta herbácea común que se cultiva principalmente para ser consumida en ensalada.

Sus hojas sirven para elaborar cataplasmas antiinflamatorias y descongestionantes.

Lengua de ciervo o escolopendra

Scolopendrium officinale.
Familia de las Polipodiáceas.

Sus hojas, astringentes y antiinflamatorias, se utilizan en casos de irritación o inflamación de la piel (quemaduras) y de las mucosas (estomatitis, gingivitis).

Lila

Syringa vulgaris.
Familia de las Oleáceas.

Arbusto ornamental común, que se puede hallar en estado silvestre o también como planta cultivada.
Las hojas y las flores de las lilas tienen propiedades antirreumáticas.

Limón o limonero

Citrus limonum.
Familia de las Rutáceas.

Árbol de flores blancas o rosas, esencialmente cultivado en el contorno de la cuenca mediterránea.
Su fruto tiene propiedades antisépticas, astringentes y vulnerarias en curas externas y también en múltiples preparaciones cosméticas.

Linaria

Linaria vulgaris.
Familia de las Escrofulariáceas.

Planta común de flores amarillas que crece en terrenos áridos o pedregosos, y en eriales y taludes.
Esta planta sirve para elaborar cataplasmas antihemorroidales.

Lino

Linum usitatissimum.
Familia de las Lináceas.

Planta herbácea anual cultivada por su aceite y para la industria textil. La harina de lino constituye uno de los grandes elementos de base de las cataplasmas utilizadas para hacer madurar los abscesos y favorecer la cicatrización de las quemaduras. La decocción de sus semillas, por lo tanto, es recomendable para la elaboración de compresas en casos de flebitis.

Lirio blanco o azucena

Lilium candidum.
Familia de las Liliáceas.

Planta ornamental de flores blancas.
Su bulbo sirve para elaborar cataplasmas para hacer madurar los panadizos y los abscesos.

Lirio cárdeno

Iris germanica.
Familia de las Iridáceas.

Planta herbácea cultivada por sus hermosas flores violáceas. Su raíz mitiga sobre todo los dolores causados por las perforaciones en los dientes.

Llantén mayor

Plantago major.
Familia de las Plantagináceas.

Planta común en los prados y en las orillas de los caminos.
Sus hojas, astringentes y descongestionantes, aplacan las inflamaciones oculares y bucales.

Madreselva

Lonicera caprifolium.
Familia de las Caprifoliáceas.

Arbusto trepador de flores rosas y amarillas, muy odoríferas, frecuente en regiones de clima cálido y seco, también cultivado como planta ornamental.
Las flores y las hojas se utilizan en infusión para aclarados bucales, gárgaras o compresas dérmicas.

Malva o malva común

Malva sylvestris.
Familia de las Malváceas.

Planta herbácea de flores de color malva, presente en toda Europa. Sus hojas y sus flores tienen propiedades calmantes y antiinflamatorias que hacen recomendable el uso de esta planta en casos de irritación de las mucosas, de la piel o de los ojos.

Malvavisco

Althaea officinalis.
Familia de las Malváceas.

Planta vivaz esencialmente presente en todas las regiones húmedas, incluso pantanosas.
Sus flores y sus raíces tienen propiedades antiinflamatorias utilizadas en caso de irritación gingival o bucal.

Manzanilla

Matricaria chamomilla.
Familia de las Compuestas.

Planta común muy aromática de pequeñas flores blancas; abunda en terrenos áridos, en los campos y caminos.

Sus flores, una vez secas, sirven para preparar ungüentos anti-reumáticos. La infusión de manzanilla también resulta muy eficaz contra las irritaciones oculares leves (en compresas).

Maravilla o caléndula

Calendula officinalis.
Familia de las Compuestas.

Planta ornamental de flores de color amarillo anaranjado.

Sus hojas, antiinflamatorias y antiulcerosas, son utilizadas en aplicación o en decocción para calmar los dolores generados por los abscesos, para rebajar verrugas y callos, y para mitigar los efectos de diversas afecciones de la piel (acné, sabañones, etc.).

María luisa

Lippia citriodora.
Familia de las Verbenáceas.

Planta ornamental que suele cultivarse en los jardines.
Sus hojas son utilizadas para combatir dolores de origen dental.

Mejorana

Origanum majorana.
Familia de las Labiadas.

Planta ornamental de flores blancas o rosadas muy perfuma-
das. Sus flores tienen virtudes antiespasmódicas y son utilizadas
contra los síntomas del resfriado (en inhalaciones).

Melocotonero

Prunus persica.
Familia de las Rosáceas.

Árbol frutal muy cultivado en toda Europa por sus sabrosos
frutos de pulpa blanca o amarilla.
Con sus hojas se elaboran cataplasmas que suavizan las pieles
eruptivas. La pulpa de sus frutos se recomienda en cosmetología
en aplicación directa sobre las pieles secas o frágiles.

Membrillo

Cydonia vulgaris.
Familia de las Rosáceas.

Árbol frutal cultivado desde tiempos inmemorables en huer-
tos y jardines, pero que se encuentra asilvestrado en muchas regiones templadas.
Sus frutos y sus pepitas sirven para elaborar una decocción y
un jarabe antiinflamatorios.

Menta piperita

Mentha piperita.
Familia de las Labiadas.

Planta herbácea vivaz de flores rojizas que crece indistintamente en los prados y los bosques. También puede ser cultivada
en jardines.

Su agradable perfume hace que sea utilizada para combatir el mal aliento, pero sus hojas también son útiles para rebajar la inflamación y los dolores causados por las picaduras de los insectos.

Mirística

Myristica fragans.
Familia de las Miristicáceas.

Árbol de regiones tropicales, que produce semillas comúnmente llamadas *nuez moscada*.
Su esencia se utiliza para atenuar los dolores de muelas.

Morera

Morus nigra.
Familia de las Moráceas.

Árbol de hoja caduca y flores blancas que puede encontrarse tanto en estado silvestre como cultivado.
Los frutos, las hojas y las raíces se utilizan por sus propiedades astringentes, principalmente en inflamaciones bucales y dérmicas, así como para combatir los dolores de muelas.

Mostaza negra

Brassica nigra.
Familia de Crucíferas.

Planta herbácea de pequeñas flores amarillas, que crece en eriales y barbechos, así como en terraplenes y taludes.
Su harina sirve para elaborar sinapismos revulsivos que se utilizan para calmar los dolores de ciática.

Muérdago

Viscum album.
Familia de las Lorantáceas.

Planta de hoja perenne y pequeñas flores blancas, parásita de numerosas especies de árboles frondosos.

Se recomienda la infusión de sus hojas para limar los sabañones.

Níspero de Alemania

Mespilus germanica.
Familia de las Rosáceas.

Arbusto de hojas pequeñas y blancas.

Sus frutos, hojas y corteza, astringentes, se utilizan en decocción para lavar heridas y tratar inflamaciones bucales.

Nogal

Juglans regia.
Familia de las Yuglandáceas.

Árbol de hoja caduca cultivado por sus frutos. Algunos ejemplares silvestres pueblan la cuenca mediterránea.

Los frutos y la cáscara tienen propiedades astringentes, antisépticas y antiinflamatorias útiles contra todo tipo de irritación, llaga y úlcera. En cosmetología, evitan la caída del cabello.

Olivo

Olea europaea.
Familia de las Oleáceas.

Árbol de hoja perenne con predilección por climas secos y cálidos.

El aceite de oliva, calmante y antiinflamatorio, forma parte de la composición de emulsiones que facilitan la cicatrización de quemaduras y heridas, así como de preparados cosméticos.

Olmo

Ulmus campestris.
Familia de las Ulmáceas.

Árbol común de gran tamaño (llega a alcanzar los 40 m), cultivado por su carácter ornamental.

Su corteza presenta propiedades cicatrizantes que legitiman su utilización para la limpieza de las pieles eccematosas o inflamadas.

Orejuela de arroyo

Geum montanum.
Familia de las Rosáceas.

Planta herbácea vivaz de grandes flores amarillas (de cinco pétalos).

Sus hojas se utilizan cocidas para la elaboración de compresas para los ojos.

Ortiga

Urtica dioica.
Familia de las Urticáceas.

Planta herbácea vivaz común en todos los eriales, prados, jardines y zonas bajas de los bosques.

Sus raíces y su zumo son básicamente utilizados para cuidados capilares (lociones anticaspa, prevención de la caída del cabello, etcétera).

Parietaria

Parietaria officinalis.
Familia de las Urticáceas.

Planta herbácea vivaz de flores pequeñas y verdosas. Suele encontrarse en muros viejos y rocas secas, pero también crece en los bosques.

Sus hojas, sus tallos y sus flores se utilizan en cataplasmas o en compresas que se aplican sobre llagas, hemorroides, abscesos y dermatitis.

Patata

Solanum tuberosum.
Familia de las Solanáceas.

Planta herbácea que se cultiva abundantemente por sus tubérculos alimenticios.

La pulpa de estos tubérculos se utiliza en cataplasmas calmantes en el caso de quemaduras, inflamaciones oculares o erupciones cutáneas.

Pepino

Cucumis sativus.
Familia de las Cucurbitáceas.

Hortaliza común.
Su pulpa y su zumo se utilizan principalmente en cosmética.

Peral

Pyrus communis.
Familia de las Rosáceas.

Árbol frutal muy cultivado por sus frutos.
Una decocción de su corteza resulta adecuada para calmar, mediante compresas, los efectos de las contusiones locales.

Perejil

Petroselinum crispum.
Familia de las Apiáceas.

Planta aromática cultivada como tal.
Forma parte de la composición de cataplasmas que hacen madurar los abscesos. También es utilizada para aliviar los dolores de muelas.

Perifollo

Anthriscus cerefolium.
Familia de las Umbelíferas.

Esta planta aromática, también llamada *cerefolio*, posee propiedades refrescantes.
A semejanza de la manzanilla, la infusión de sus hojas se utiliza para aplicar compresas oculares en caso de inflamaciones leves.

Pino silvestre

Pinus sylvestris.
Familia de las coníferas.

Árbol ornamental de regiones montañosas.

Sus yemas y sus piñas se utilizan en decocción para hacer gárgaras.

Puerro

Allium porrum.
Familia de las Liliáceas.

Hortaliza cultivada por lo general en todas las zonas templadas del planeta.

Sus partes verde y blanca se utilizan en cataplasma contra panadizos y abscesos. Además, su zumo calma los dolores causados por picaduras de insectos.

Regaliz

Glycyrrhiza glabra.
Familia de las Papilionáceas.

Planta vivaz especialmente presente en España e Italia.

Su raíz tiene propiedades calmantes utilizadas para calmar inflamaciones bucales.

Roble

Quercus robur.
Familia de las Fagáceas.

Árbol monumental abundante en diversos tipos de terreno.

Las infusiones de sus hojas y de su corteza tienen propiedades antiinflamatorias y descongestionantes. Además, la corteza del roble forma parte de la composición de lociones anticaspa.

Rododendro

Rhododendron ferrugineum.
Familia de las Ericáceas.

Sus hojas y sus flores tienen propiedades analgésicas, astringentes y antirreumáticas que hacen aconsejar su uso en casos de dolencias bucales y de dolores de origen artrítico.

Sauce púrpura

Salix purpurea.
Familia de las Salicáceas.

Árbol de reducido tamaño (de uno a cuatro metros de altura) con predilección por los lugares frescos y húmedos.
Las virtudes astringentes y antiinflamatorias de su corteza son utilizadas para ayudar en la cicatrización de heridas y llagas.

Saúco rojo

Sambucus racemosa.
Familia de las Caprifoliáceas.

Arbusto de poca altura (hasta cuatro metros) bastante común, que se encuentra sobre todo en bosques y pendientes montañosas.
Sus hojas tienen propiedades astringentes, antiinflamatorias y antirreumáticas, útiles para hacer madurar abscesos, reducir edemas y combatir hemorroides.

Serbal

Sorbus aucuparia.
Familia de las Rosáceas.

Arbusto de frutos rojos común en los montes de España, conocido también como *serbal de cazadores*. Se encuentra en bosques poco densos y en lugares secos.

Sus frutos, una vez secos, son astringentes y antiinflamatorios, y se utilizan para calmar las dermitis y las irritaciones bucales.

Tilo

Tilia platyphyllos.
Familia de las Tiliáceas.

Árbol de hoja caduca común en los bosques de los valles, pero también en estado cultivado en ciudades y pueblos.

Sus flores, con sus brácteas, son muy astringentes y son recomendables, por lo tanto, en caso de inflamación de la piel y las mucosas. Además pueden utilizarse para baños relajantes.

Tomate

Lycopersicum esculentum.
Familia de las Solanáceas.

Hortaliza muy cultivada por sus frutos.

La pulpa y el zumo calman los dolores hemorroidales. El fruto, cortado en trozos, es una mascarilla de belleza de primera calidad.

Tomillo

Thymus vulgaris.
Familia de las Labiadas.

Arbusto aromático muy extendido por la parte meridional de Europa, especialmente en España y en toda la zona mediterrá-

nea occidental. Sus ramas tienen propiedades antisépticas y cicatrizantes muy útiles para limpiar heridas y llagas.

Tormentila

Potentilla erecta.
Familia de las Rosáceas.

Planta herbácea de pequeñas flores amarillas, que se encuentra con frecuencia en los prados, en el borde de los caminos y en
los terrenos no cultivados.

La parte alta de la planta presenta propiedades astringentes
utilizadas contra afecciones bucales (aftas, estomatitis, etc.).

Tuya

Thuja occidentalis.
Familia de las Cupresáceas.

Árbol ornamental esencialmente cultivado en jardínes.

Sus ramos son aconsejables para curar dermatosis y otras mico-
sis. Su acción también es posible contra verrugas y hemorroides.

Verbena

Verbena officinalis.
Familia de las Verbenáceas.

Planta muy abundante en España en estado silvestre en prados y bosques.

Las propiedades analgésicas y antirreumáticas de sus hojas y
flores justifican de forma natural su utilización en caso de artritis, neuralgias, reumatismo y ciática, así como en el caso de dolor lumbar.

Violeta

Viola odorata.
Familia de las Violáceas.

Planta herbácea de flores pequeñas de color violeta. Abunda en prados y en las lindes de los bosques.

Sedativa, descongestionante y antiinflamatoria. Sus flores y hojas son utilizadas para curar quemaduras, irritaciones dérmicas (sobre todo de los párpados), pequeños cortes y dermitis (de clase urticaria).

Vulneraria

Anthyllis vulneraria.
Familia de las Papilionáceas.

Planta de reducido tamaño y de flores de color violáceo, que se encuentra principalmente en las praderas y en otros campos de terreno calcáreo.

Sus hojas y sus flores frescas son utilizadas para la elaboración de infusiones.

Zanahoria

Daucus carota.
Familia de las Umbelíferas.

Legumbre común con propiedades tónicas, antiarrugas y cicatrizantes.

Su pulpa se utiliza fresca, rallada, para aplicarla directamente sobre la piel en cualquier tipo de afección: abscesos, quemaduras, dermatosis, etc.

Constituye también un coadyuvante nada desdeñable en todos los tratamientos de belleza.

Zarza

Rubus fruticosus.
Familia de las Rosáceas.

Arbusto de hoja caduca.

Las propiedades astringentes y antiinflamatorias de sus hojas tienen muchas aplicaciones en lo que se refiere a inflamaciones dérmicas, incluso en el caso de las mucosas

Preparados y recetas

El uso de plantas y otras sustancias naturales para luchar contra nuestros pequeños y grandes males cotidianos se remonta muy atrás en el tiempo. En este campo tenemos que constatar que la ciencia de hoy se ha construido sobre el empirismo de ayer. ¡Y esto no ha acabado aún! De hecho, cada día se aporta un buen número de descubrimientos y se corrobora un saber patrimonial que sabe sacar partido de las virtudes de cada planta aunque sin comprender los mecanismos de acción. Muchos de los remedios llamados *caseros* han sobrevivido de este modo al paso del tiempo sin perderse, aportando a los enfermos aquella cura que necesitaban.

¿Quiere esto decir, sin embargo, que todas las recetas valen? No, por supuesto que no; el éxito de algunas de ellas se debe seguramente más a la fe que a los efectos beneficiosos que se les suponen.

Sea como fuere —y tan cierto como que cuando el río suena, agua lleva— nos atrevemos a decir que los preparados que han llegado hasta nosotros no pueden ser por sí mismos ni inútiles ni perjudiciales. Como mucho podemos considerar que han perdido su interés al enfrentarse a los medicamentos modernos, cuyo poder, impacto y precisión hace que resulten mucho más eficaces.

Esto no debe impedir, sin embargo, que nos interesemos por esta extraordinaria reserva de beneficios que nos propone la naturaleza, puesto que esos males de los que somos víctimas a diario no siempre justifican el tener que recurrir a una farmacopea agresiva cuyas consecuencias son desproporcionadas, a veces, con relación a los beneficios que aportan.

Además, muchos malestares causados por la medicina alopática pueden ser notablemente mejorados, incluso suprimidos, por el uso de ingredientes naturales inofensivos en las dosis que se aconsejan, sobre todo cuando se trata de preparados de uso exclusivamente externo como es el caso.

Por esta razón, hemos expuesto toda una serie de preparados, mezclas y otras recetas de efectos beneficiosos de las que cada cual podrá descubrir las propiedades en función de sus propias necesidades.

No obstante, es preciso ir con mucha cautela: hay que tener muy claro en todo momento que esta obra no tiene como objetivo, en ningún caso, sustituir a la medicina.

Este libro no propone ningún tipo de remedios ni tratamientos, ya que se limita a presentar una serie de preparados, más o menos antiguos, elaborados a partir de sustancias minerales y vegetales naturales cuyas propiedades específicas son sobradamente reconocidas.

Las compresas, los ungüentos, las cataplasmas y las lociones —y sus *recetas* que detallamos a continuación— no tienen la intención, por lo tanto, de tratar afecciones o enfermedades, sino de aportar una mejora, un bienestar, a la vida cotidiana de cada cual.

La utilización de estos preparados no dispensa, por tanto, de una consulta médica en caso de dolor recurrente o de síntomas persistentes (más allá de unos días), ya que la autoridad científica oficial es la única responsable del tratamiento apropiado para cada afección.

Los preparados naturales

Teniendo en cuenta sus propiedades específicas, algunas plantas pueden ser utilizadas para diferentes afecciones, ya sea solas o combinadas con otras. El aliso constituye un buen ejemplo de ello: por sus propiedades antiinflamatorias y cicatrizantes puede ser incluido naturalmente en la composición de preparados destinados a calmar las inflamaciones bucales, a favorecer la cicatrización de heridas y llagas, y a mitigar los dolores generados por accesos hemorroidales.

No es de sorprender, por tanto, que encontremos plantas y recetas más o menos similares en función de las diferentes entradas del capítulo, y la naturaleza (corteza, flor u hoja) y la proporción de las sustancias vegetales utilizadas para cada preparado, pudiendo ser idénticas o variables según el lugar y la particularidad de la afección.

De esta forma, el lector podrá encontrar la receta que necesite inmediatamente, sin pasar por un tedioso sistema de remisiones que siempre conducen a error.

Los males de la A la Z

Abscesos y panadizos

APLICACIÓN DIRECTA

Col verde

Cueza algunas hojas de col verde de las más tiernas dejándolas algunos minutos en agua hirviendo. Quíteles las nervaduras más gruesas y aplaste las hojas para sacarles el jugo.

Seguidamente, rodee con ellas directamente el dedo afectado y elabore un apósito ayudándose de una venda. Déjelo unas horas. Repita la operación todas las veces que sean necesarias para eliminar el dolor.

Higos y leche

Ponga a hervir un higo seco en un poco de leche durante unos minutos. Deje que se enfríe un poco y, a continuación, aplíquelo sobre el panadizo.

Déjelo en el lugar hasta que mengüe el dolor. Realice la operación varias veces al día, según el panadizo.

Habas

Ponga a hervir unos puñados de habas en un litro de agua durante algo más de una hora. Escúrralas y guarde el agua de la cocción. Machaque las habas y mójelas con el líquido de la cocción hasta obtener un preparado untuoso. Unte el absceso o el panadizo con este preparado y no lo retire hasta que se haya enfriado. Realice la operación una o dos veces al día hasta que evolucione favorablemente.

Leche y lirio blanco

Ponga a hervir algunos bulbos de lirio blanco recién cogidos en medio litro de leche. Deje que se reduzca, májelos hasta hacerlos papilla y espere a que se enfríen un poco. Extiéndalo sobre una gasa y aplíquelo sobre el absceso. Retírelo al cabo de unos quince minutos. Realice la operación dos veces al día hasta que el absceso haya madurado bien.

Lino

Prepare una papilla de harina de lino con 50 g de harina por cada litro de agua. Déjela al fuego durante unos minutos hasta obtener una pasta bastante manejable. Deje que se ponga tibia, aplique una capa espesa sobre una gasa y colóquela directamente sobre el absceso o el panadizo. No la retire hasta que se enfríe completamente. Repetir si es necesario.

Manzanilla, cebolla, ajo y col

Cueza las flores de manzanilla, la cebolla, la cabeza de ajo y las hojas de col. Hágalas picadillo y elabore una mezcla a partes iguales con la que podrá hacer una cataplasma. Déjelo sobre la zona afectada una o dos horas. Realice la operación mañana y noche hasta la maduración completa del absceso o el panadizo.

Parietaria

Triture un poco de planta fresca para sacarle todo el jugo. Aplíquela directamente sobre la zona afectada. Déjela en la zona unos diez minutos. Repita la operación si es necesario.

Perejil y vinagre

Triture cuidadosamente algunas ramas de perejil para sacarles todo el jugo. *Báñelas* con una cucharilla llena de vinagre de alcohol. Mézclelo todo bien. Extienda el preparado sobre una gasa y aplique esta sobre el absceso o el panadizo. Déjela varias horas sobre la zona. Reemplácela dos veces al día durante dos o tres días si es necesario.

Puerro

Aplique una hoja de puerro cocida y tibia sobre el absceso o el panadizo. Déjelo en el lugar hasta que se enfríe. Realice la operación varias veces al día hasta que el absceso haya madurado.

Acné

Compresas

Ciprés

Prepare una decocción de ramos de ciprés con 30 g por cada litro de agua. Déjela hervir unos veinte minutos. Deje que se ponga tibia, cuélela y empape generosamente una compresa que aplicará sobre las zonas eruptivas. Déjela en la zona unos diez minutos. Enjuague con agua clara. Seque sin frotar. Repita la operación dos veces al día en función de la evolución de los síntomas.

Nogal

Prepare una decocción de hojas secas con 50 g por cada litro de agua. Déjela hervir unos diez minutos. Deje enfriar un poco y cuélela.

Empape una compresa con la decocción y aplíquela sobre las zonas eruptivas. Retírela al cabo de diez minutos. Realice la operación mañana y noche durante unos días.

DECOCCIÓN

Enebro

Prepare una decocción con 50 g de ramos por cada litro de agua. Deje que hierva unos veinte minutos. Espere a que enfríe ligeramente, cuélela y aclare abundantemente la cara tres veces al día durante varios días.

INFUSIÓN

Hojas de frambueso

Prepare una infusión de hojas secas de frambueso con dos buenos puñados por cada litro de agua. Déjela reposar unos diez minutos y, luego, cuélela. Utilícela en compresas bien empapadas sobre las zonas eruptivas. Déjelas en la zona unos diez minutos. Realice la operación mañana y noche durante varios días en función de la evolución de los síntomas.

LOCIÓN CORPORAL

Limón, tomate y glicerina

Mezcle el zumo de un limón y el zumo de un tomate con una pequeña cantidad de glicerina. Agítelo bien hasta obtener una emulsión. Aplíquelo sobre los granitos de acné mediante masajes circulares después del baño o la ducha.

MASCARILLA

Limón, ciruelas y azufre

Triture la pulpa de algunas ciruelas rojas bien maduras. Añada una cucharadita de polvo de azufre y un poco de zumo de limón. Extienda una capa espesa de la mezcla sobre las zonas afectadas por el acné. Déjela aproximadamente un cuarto de hora. Enjuague con agua sazonada con un poco de zumo de limón. Seque cuidadosamente.

Realice la operación mañana y noche durante cuatro o cinco días.

Acné rosáceo

UNGÜENTO

Plátano, jalea real y aceite de oliva

Triture medio plátano y mezcle la pulpa con una buena cucharada de aceite de oliva. Añada un poco de jalea real. Extienda la crema en capas finas sobre las zonas afectadas. Retírela al cabo de unos quince minutos.

Aclare con agua limpia. Seque con cuidado ayudándose de un algodón hidrófilo.

Repita la operación mañana y noche cuatro días al mes.

Aftas

Aliso

Prepare una decocción con 50 g de corteza seca por litro de agua. Deje que hierva durante unos veinte minutos aproximadamente. Cuando esté templada, cuélela y utilícela en enjuagues de boca y gárgaras.

Realice la operación mañana y noche durante unos días en función de la evolución de los síntomas.

INFUSIÓN

Granado

Prepare una infusión con 50 g de flores secas por cada litro de agua. Deje que repose unos diez minutos y, entonces, cuélela. Cuando la infusión esté tibia, utilícela en enjuagues bucales. Realice los enjuagues mañana, mediodía y noche durante unos días, en función de la evolución de los síntomas.

Anginas

GARGARISMOS

Flores de manzanilla y sal gorda

Ponga a hervir unas quince flores secas de manzanilla en un litro de agua durante unos minutos. Deje que se enfríen hasta que estén templadas, cuélelas, sale el líquido ligeramente y haga gárgaras con él.

Repita la operación dos o tres veces por día durante unos cuantos días.

Ajedrea

Prepare una infusión con 50 g de flores secas por cada litro de agua. Manténgala en ebullición durante unos diez minutos. Deje que enfríe hasta que esté tibia, cuélela y utilice la infusión para hacer gárgaras. Realice la operación dos o tres veces al día durante unos días.

Artritis y reumatismos

ACEITE ANTIRREUMÁTICO

Aceite de oliva y lila

Sumerja 40 g de hojas frescas picadas o 100 g de flores secas en medio litro de aceite de oliva. Déjelas macerar unos quince días. Aplaste el sustrato de planta para sacarle todo el jugo antes de utilizarlo.

A continuación, aplique este jugo sobre las partes afectadas dando un masaje largo e intenso.

Realice la operación mañana y noche durante algunos días en función de la evolución del dolor.

CATAPLASMAS

Albahaca

Triture intensamente dos grandes puñados de hojas frescas para sacarles todo el jugo. Aplique directamente el preparado sobre las articulaciones resentidas. Déjelo durante unos diez minutos. Séquelo.

Realice la operación dos veces al día durante unos días en función de la evolución de los dolores.

Albahaca

Triture un buen puñado de hojas de albahaca recién cogidas para sacarles el jugo. Extiéndalas sobre una gasa y aplique esta a las partes afectadas. Déjela sobre la zona unos quince minutos. Seque la zona.

Hojas frescas de saúco racimoso

Coja dos o tres puñados de hojas. Tritúrelas y póngalas a hervir unos minutos en un poquito de agua. Retírelas del fuego, vuelva a majarlas hasta obtener una papilla bastante densa y aplíquelas directamente en cataplasmas sobre las zonas afectadas. Déjelas unos diez minutos.

Debe realizar esta aplicación mañana y noche durante unos cuantos días.

Lampazo

Triture dos puñados de hojas frescas hasta sacarles todo el jugo y aplique el preparado sobre las articulaciones doloridas durante unos diez minutos. Séquelas.

Realice la operación un par de veces al día hasta que el dolor disminuya.

Leche y lirio blanco

Ponga a hervir algunos bulbos recién cogidos en medio litro de leche. Deje reducir y luego aplástelos hasta obtener una papilla. Cuando esté tibia, extiéndala sobre una gasa y aplíquela sobre las zonas afectadas.

Déjela actuar unos quince minutos. Realice la operación dos veces al día durante unos días en función de la evolución de los dolores.

Manzanilla y ajo

Pique unas flores secas de manzanilla con dos o tres bulbillos de ajo fresco. Elabore una cataplasma con la mezcla obtenida y déjela una media hora sobre la zona afectada. Realice la operación dos o tres veces al día durante dos o tres días.

COMPRESA

Rododendro

Prepare una decocción con 50 g de hojas y flores secas por cada litro de agua. Deje que hierva unos diez minutos. Cuando esté tibia, cuélela y empape unas compresas espesas que deberá aplicar sobre las partes afectadas. Déjela en la zona unos quince minutos. Repita la operación mañana y noche durante unos días en función de la evolución de los dolores.

EMULSIÓN

Aceite de oliva y laurel

Llene hasta la mitad un gran vaso con frutos de laurel; añada algunas hojas picadas y recubra con aceite de oliva. Deje macerar durante 20 días. Triture largamente la mezcla para exprimir todo el jugo. Cuélelo y utilícelo en masajes suaves y profundos dos veces al día durante unos días en función de la evolución de los dolores.

INFUSIÓN

Manzanilla

Añada al agua del baño una infusión de flores secas con 75 g de flores por cada dos litros de agua. Permanezca sumergido unos minutos en un agua no demasiado caliente (32 o 33 °C, como máximo).

LINIMENTO

Aceite de oliva y lila

Triture largamente unos cien gramos de flores frescas para sacarles el jugo. Cúbralas con aceite de oliva y déjelas macerar unos diez días. Mézclelas bien, cuélelas y utilice la mezcla para dar masajes profundos en las articulaciones afectadas. Realice la operación mañana y noche durante unos días, en función de la evolución de los dolores.

LOCIÓN

Alcohol de 30° y lavanda

Deje macerar unos veinte gramos de flores en 10 cl de alcohol de 30° durante una semana o más. Tritúrelas bien para exprimir el jugo. Cuele este y utilícelo para dar masajes profundos sobre las partes doloridas.

Realice la operación mañana y noche durante unos días en función de la evolución de los dolores.

MACERACIÓN

Enebro y alcohol de 70°

Coja unos quince frutos y dos ramos de enebro. A continuación, píquelos y cúbralos de alcohol de 70°. Déjelos macerar unos quince días.

Utilice el preparado para masajes profundos en las zonas doloridas dos veces por día hasta que se suavicen los dolores.

Manzanilla, aceite de oliva, alcanfor y alcohol de 60°

Eche un gran puñado de hojas secas de manzanilla en 25 cl de aceite de oliva y póngalo a calentar al baño María durante una hora y media. Cuando esté templado, cuélelo. Mezcle paralelamente una cucharada sopera de alcanfor con tres cucharadas soperas de alcohol. Añada esta mezcla a la infusión anterior. Dé un masaje lento e intenso a las articulaciones afectadas con dos aplicaciones diarias durante los periodos de crisis.

Cabello

LOCIONES

Albahaca
Prepare una infusión de hojas frescas con 10 puñados por cada litro de agua. Deje entibiar y tritúrelas a conciencia. Cuélelas y utilice la loción con fricciones dos veces al día; realice el tratamiento una semana cada mes.

Culantrillo de pozo

Prepare una decocción con 200 g de planta por cada litro de agua. Deje hervir durante unos diez minutos. Deje que se entibie, cuélela y utilice la loción realizando fricciones enérgicas sobre el cabello mojado después del champú.

Ortigas

Si tiene problemas de caída del cabello, mezcle un poco de extracto de ortiga con agua hasta obtener una preparación bien fluida. Unte el cabello y el cuero cabelludo y dé un lento e intenso masaje efectuando pequeños movimientos circulares. Aclare con agua tibia.

Callos

Hiedra y vinagre

Machaque algunas hojas en unos centilitros de vinagre para extraerles todo el jugo. Déjelas macerar durante un día. Aplíquelas sobre el callo y véndelo. Deje que la cataplasma actúe durante un día, y reemplácela si es necesario hasta que el callo pueda ser sacado sin esfuerzo.

Jusbarba

Triture a conciencia algunas hojas frescas para sacar todo el jugo. Aplíquelo directamente sobre el callo o las callosidades que desee reblandecer, y seguidamente deje que repose durante unos quince minutos.

Repita la operación una vez al día durante unos días.

Compresa

Cebolla y vinagre

Corte en cuatro un buen trozo de cebolla fresca y póngala a hervir en unos veinte centilitros de vinagre durante unos quince minutos.

Macháquela bien para sacarle el jugo, cuélelo, déjelo entibiar y aplíquelo en una compresa sobre el callo dolorido.

Repita la operación dos veces al día durante aproximadamente tres o cuatro días.

Ajo y aceite de oliva

Machaque un diente de ajo para sacarle todo el jugo. Mezcle este jugo con unas gotas de aceite de oliva y aplique una capa generosa de la mezcla sobre el callo. Vende la zona y realice la operación tantas veces como sea necesario para que el callo pueda ser sacado sin esfuerzo.

Cansancio ocular

Compresa

Sieversia montana

Prepare una decocción de 50 g de flores secas en un litro de agua. Deje que hierva durante diez minutos. Después, deje que se entibie, y cuando esté bien templada, cuélela y empape bien dos compresas que deberá aplicar sobre los ojos. Retírelas unos minutos más tarde. Repita la operación al cabo de unas horas.

Ciática

Cataplasma

Harina de mostaza e higos

Ponga a cocer 250 g de higos secos cortados en trocitos con 100 g de harina de mostaza en una buena cantidad de agua. Apártelos del fuego cuando la mezcla sea consistente pero manejable.

Deje que entibie y confeccione una cataplasma que deberá aplicar sobre la parte dolorida. No lo retire hasta que se haya enfriado.

Realice la operación una vez al día durante unos días en función de cómo evolucionen los dolores.

Manzanilla y harina de lino

Reduzca a polvo lo más fino posible algunas flores secas de manzanilla y mézclalas con una buena dosis de harina de lino (tanta como sea necesaria para poder envolver el miembro dolorido). Mójelas mientras las calienta hasta obtener una *pasta* suficientemente consistente y homogénea.

Prepare de este modo la cataplasma y déjela sobre la zona afectada hasta que se enfríe. Repita la operación tantas veces como sea necesario.

Verbena y vinagre

Prepare una decocción de hojas y flores secas con tres buenos puñados por medio litro de vinagre de alcohol. Haga que cuezan hasta obtener una pasta suficientemente densa. Deje que enfríe un poco y extiéndala sobre una gasa gruesa que deberá poner sobre la zona dolorida. No la retire hasta que no se haya enfriado.

Realice la operación dos veces al día durante varios días en función de la evolución de los dolores.

Contusiones, esguinces, luxaciones

CATAPLASMA

Violeta

Ponga a hervir 75 g de hojas y flores secas en un litro de agua durante diez minutos. Escúrralas, tritúrelas, déjelas enfriar un poco y aplíquelas sobre las zonas doloridas. Déjelas en la zona unos diez minutos. Seque con cuidado. Realice la operación dos o tres veces al día durante unos días en función de la evolución de los dolores y de la inflamación.

DECCOCIONES

Árnica

Prepare una decocción con un puñado de flores de árnica en un litro de agua. Póngalas a hervir unos diez minutos. Empape una gasa gruesa con la decocción y aplíquela sobre la zona dolorida. Déjela durante unos veinte minutos. Realice la operación dos o tres veces al día durante unos días, dependiendo de la evolución de los síntomas.

Corteza de peral

Prepare una decocción de corteza de peral con 50 g de corteza seca por cada litro de agua. Deje que hierva durante unos veinte minutos. Deje enfriar. Cuélela y empape unas compresas que deberán ser aplicadas sobre la parte afectada. Retírelas al cabo de una media hora. Realice la operación dos veces al día durante algunos días.

EMULSIÓN

Aceite de oliva y laurel

Llene un gran recipiente con frutos de laurel, hasta la mitad. Añada algunas hojas picadas y recúbralo todo con aceite de oliva. Tápelo y déjelo macerar unos veinte días.

Triture detenidamente la mezcla para exprimir todo el jugo. Cuélelo y utilícelo para dar masajes suaves y profundos dos veces al día durante unos días, en función de la evolución de los síntomas.

Alcohol de 30° y lavanda

Ponga a macerar 20 g de flores en 10 cl de alcohol de 30° durante una semana aproximadamente. Tritúrelos bien para exprimir el jugo. Cuele este y utilícelo para dar masajes profundos en las partes doloridas. Realice la operación mañana y noche durante unos días, en función de la evolución de los dolores.

Dermatosis

CATAPLASMAS

Maravilla

Coja algunas flores y tritúrelas meticulosamente para extraerles bien el jugo. Vierta el preparado en una gasa y aplique esta sobre las zonas afectadas. Déjela en la zona unos diez minutos. Aclare con agua limpia. Seque con cuidado. Realice la operación mañana y noche durante varios días en función de la evolución de los síntomas.

Zanahoria

Ralle muy fina una zanahoria y aplique la pulpa sobre las zonas afectadas. Déjela unos diez minutos. Aclare con agua limpia. Repita la operación varias veces al día si lo cree necesario.

COMPRESAS

Altramuz y vinagre

Ponga a hervir dos cucharadas soperas de semillas secas en un litro de agua durante unos veinte minutos. Deje que se entibie, cuélelo y añada medio vaso de vinagre de vino. Empape una compresa con la solución y aplíquela sobre las zonas afectadas. Déjela sobre la zona unos diez minutos.

Seque con cuidado. Realice la operación dos o tres veces al día durante algunos días según vayan evolucionando los síntomas.

Girasol

Prepare una infusión de flores con 50 g por cada litro de agua. Deje hervir durante unos diez minutos. Póngala a entibiarse, cuélela y empape una compresa gruesa que deberá aplicar sobre la zona afectada. Retírela al cabo de unos diez minutos. Realice la operación de dos a tres veces al día durante unos cuantos días, en función de cómo evolucionen los síntomas.

DECOCCIÓN

Cardencha

Prepare una decocción de hojas y de flores secas con 50 g de planta por cada litro de agua. Deje que hierva durante unos diez minutos. Después, deje que se enfríe un poco y, cuando esté templada, cuélela. Empape una compresa gruesa y aplíquela sobre las zonas afectadas. No la retire hasta al cabo de unos diez minutos. Realice la operación dos veces al día durante varios días en función de la evolución de los síntomas.

SOLUCIÓN

Abedul

Eche 20 g de corteza de abedul en un litro de agua hirviendo y deje que se cueza durante unos diez minutos. Utilice la solución para lavar las zonas afectadas (dos lavados diarios durante unos días).

Dermatosis secas

CATAPLASMA

Jusbarba

Coja un puñado de hojas frescas. Tritúrelas intensamente y aplíquelas directamente sobre la piel. Retírelas al cabo de unos diez minutos.

Aclare con agua limpia. Seque con mucho cuidado. Realice la operación por la mañana y por la noche durante unos cuantos días.

Descamación de la piel

CREMA

Harina de arroz y aceite de almendra dulce

Mezcle una cucharada sopera de harina de arroz con un poco de aceite de almendra dulce hasta obtener una crema bastante consistente. Aplíquela sobre el cuerpo efectuando un profundo masaje.

Dientes

DENTÍFRICO TÓNICO

Manzana, cebada y sal marina

Humedezca la harina de cebada con el zumo de manzana necesario para obtener una pasta untuosa. Añada algunos centilitros de una solución de sal marina. Mézclelo todo bien antes de cepillarse los dientes por la mañana y por la noche durante algunos días.

Este preparado es particularmente aconsejable para encías con tendencia a sangrar.

Dolor de muelas

ESENCIA

Nuez moscada

Empape un algodón con unas gotas de aceite esencial de nuez moscada y aplíquelo lo más dentro posible de la caries dolorosa.

PREPARADOS

María luisa

Triture algunas hojas frescas y aplíquelas sobre la encía, a la altura del diente o muela afectada por la caries. Déjelo en la zona el mayor tiempo posible. Repita la operación dos o tres veces al día, según la evolución del dolor.

Morera

Triture a conciencia un poco de corteza y aplíquela sobre el diente afectado.
También se puede masticar algunas hojas frescas de morera. En caso de dolor muy intenso, machaque previamente las hojas y aplíquelas sobre el diente dolorido.

Perejil

Triture a conciencia algunas ramitas y aplíquelas sobre la muela afectada.

Dolores articulares

Manzanilla, alcaparro y aceite de oliva

Triture un buen manojo de ramos de alcaparro fresco. Recúbralos de aceite de oliva y déjelos macerar unos diez días. Cuélelos prensando con fuerza el preparado para extraer sus principios activos. Añada medio vaso de infusión de flores de manzanilla. Agítelo bien antes de untar las partes afectadas. Déjelo durante una media hora. Seque con cuidado.

Eccemas

APLICACIÓN DIRECTA

Abedul

Ponga a macerar algunas hojas y un trocito de corteza en 25 cl de agua mineral. Deje que repose 24 h y aplíquelo directamente sobre las zonas afectadas. Déjelo 20 minutos. Siga realizando esta operación hasta que desaparezcan los síntomas.

UNGÜENTO

Olmo y manteca de cerdo

Ponga a hervir durante una hora y media 20 g de corteza seca de olmo previamente triturada junto con una cantidad igual de manteca de cerdo. Deje que se entibie, cuélela y aplíquela con un masaje sobre las zonas eccematosas. Retire al cabo de media hora. Seque la zona con cuidado con la ayuda de un algodón hidrófilo. Repita la operación tres veces al día durante algunos días.

Edemas y luxaciones

CATAPLASMA

Saúco rojo

Coja dos o tres buenos manojos de hojas de saúco. Tritúrelas y póngalas al fuego unos minutos con un poquito de agua. Retírelas del fuego, macháquelas de nuevo hasta obtener una pasta bastante densa y aplíquela en cataplasmas directamente sobre las zonas inflamadas y doloridas. Retírela al cabo de unos diez minutos. Repita la aplicación mañana y noche durante varios días.

LINIMENTO

Clavo de especia, esencia de trementina, aceite alcanforado y aceite de girasol

Prepare una mezcla con los tres tipos de aceite en proporciones idénticas. Ponga a macerar en la mezcla una buena cantidad de clavo durante unos quince días. Utilícelo en masajes suaves e intensos sobre las zonas doloridas e inflamadas.

Repita la operación dos o tres veces al día durante varios días en función de la evolución de los síntomas.

Gota

CATAPLASMA

Muérdago

Prepare una infusión con algunas hojas de muérdago en 25 cl de agua. Deje reducir hasta una completa evaporación. Triture las hojas y extiéndalas sobre una gasa. Aplique esta sobre la zona dolorida y déjela durante unos diez minutos. Realice la operación por la mañana y por la noche durante unos días.

COMPRESA

Rododendro

Prepare una decocción con 50 g de hojas y flores secas por cada litro de agua. Déjela hervir diez minutos. Póngala a enfriar y, cuando esté tibia, cuélela y empape con el agua una compresa que deberá aplicar sobre la zona afectada. Retírela al cabo de quince minutos. Realice la operación mañana y noche durante unos días en función de la evolución de los dolores.

Grietas

COMPRESA

Membrillo

Ponga a macerar algunos membrillos secos en una pequeña cantidad de agua durante unos diez minutos. Prénselos y cuele el agua. Moje en ella una gasa y aplíquela sobre las grietas.

Por otra parte, puede aplicarse en baño, cataplasmas, decocción y linimento. Véase también el apartado «Sabañones» (pág. 112).

Hematomas

COMPRESA

Manzanilla

Remoje una gasa espesa en una infusión tibia de flores secas de manzanilla. Cubra o envuelva con ella la parte afectada y déjela en la zona una media hora larga. Repita la operación si es necesario dos o tres veces al día durante unos días en función de la gravedad del golpe.

Si se quiere se puede añadir un poco de aceite de oliva a la infusión para hacer que las fricciones sean más fáciles de realizar.

Hemorroides

Bálsamo

Aceite de oliva, huevo y vino blanco

Mezcle una clara de huevo con una cantidad equivalente de aceite de oliva y de vino blanco seco. Mézclelo todo bien y bátalo hasta obtener un preparado bastante denso. Aplíquelo sobre las zonas doloridas. Realice la operación dos veces al día mientras dure el acceso hemorroidal.

Baños

Manzanilla

Prepare una infusión de flores de manzanilla, deje que se entibie y haga baños de asiento de unos diez minutos, dos o tres veces al día, mientras dure el acceso hemorroidal.

Roble

Prepare una decocción de corteza seca con 30 g por cada dos litros de agua. Deje que hierva unos veinte minutos. Cuele la decocción y sumerja en ella, durante unos diez minutos, la parte dolorida. Seque con cuidado. Realice la operación una vez al día mientras dure el acceso hemorroidal.

Balsamina

Coja un buen manojo de hojas y flores. Píquelas finas y aplástelas. Aplíquelas sobre las hemorroides. Déjelas unos quince minutos. Aclare con agua limpia. Seque con cuidado. Realice la operación mañana y noche mientras dure el acceso hemorroidal.

Jusbarba

Coja un manojo de hojas frescas. Tritúrelas y aplíquelas sobre las hemorroides. Déjelas sobre la zona unos diez minutos. Aclare con agua. Seque con cuidado. Repita la operación dos veces al día mientras dure el acceso hemorroidal.

Lampazo y leche

Cueza un buen manojo de flores frescas en 25 cl de leche. Deje reducir hasta obtener una pasta untuosa. Deje que se entibie. Extienda el preparado sobre una gasa y aplique esta sobre las hemorroides. No la retire hasta que no se haya enfriado. Seque con cuidado. Repita la operación mañana y noche mientras dure el acceso hemorroidal.

Leche y linaria

Triture unos cien gramos de planta fresca para extraer todo su jugo. Recúbrala de leche entera y deje que cueza a fuego lento hasta obtener una pasta untuosa. Cuando esté templada aplíquela sobre las zonas afectadas. Retírela a los diez minutos. Aclare con agua tibia. Seque con cuidado. Realice la operación por la mañana y por la noche mientras dure el acceso hemorroidal.

COMPRESA

Bistorta

Prepare una decocción con 100 g de raíz por cada litro de agua. Hiérvala durante unos veinte minutos. Deje que enfríe y, cuando esté templada, cuélela.

Empape una compresa con la decocción y aplíquela sobre las partes afectadas.

Realice la operación dos o tres veces al día mientras dure el acceso hemorroidal.

DECOCCIÓN

Aliso

Prepare una decocción con 40 g de corteza por cada litro de agua.

Deje que hierva unos veinte minutos.

Espere a que entibie, cuélela y utilice el agua de la decocción para lavar las zonas doloridas.

Realice la operación varias veces al día, si es necesario, mientras dure el acceso hemorroidal.

EMULSIÓN

Manzanilla, alcaparro y aceite de oliva

Triture un buen manojo de ramos de alcaparro fresco. Recúbralo con aceite de oliva y déjelo macerar unos diez días. Fíltrelo prensándolo con fuerza para extraer los principios activos del preparado.

Añada medio vaso de infusión de manzanilla. Agítelo todo bien antes de untar las partes doloridas. Déjelo sobre la zona una media hora. Seque con cuidado.

LINIMENTO

Castaño de Indias y aceite de oliva

Cueza 100 g de semillas en 1 l de agua durante unos diez minutos. Coja el equivalente a un vaso de agua de cocción, deje que enfríe y añádale 5 cl de aceite de oliva. Agítelo bien y unte las zonas inflamadas con un suave masaje. Repita la operación cada mañana y cada noche mientras dure el acceso hemorroidal.

LOCIÓN

Ciprés

Prepare una decocción con 30 g de ramos de ciprés por cada litro de agua.

Déjelos hervir unos veinte minutos. Deje que entibie la decocción, cuélela y aclare las partes doloridas con la solución. Seque con cuidado.

Realice la operación mañana y noche mientras dure el acceso hemorroidal.

UNGÜENTOS

Berenjena, aceite de oliva y manteca de cerdo

Fría en medio litro de aceite de oliva a fuego lento una buena berenjena, previamente cortada en trozos, durante una hora. Maje la pulpa del fruto para extraerle todo el jugo.

Cuélelo. Mézclelo con un vaso de manteca de cerdo previamente transformada en líquido. Deje enfriar. Aplique el ungüento sobre las hemorroides no sangrientas dos veces al día mientras dure el acceso.

Cimbalaria y aceite de oliva

Coja un buen manojo de hojas frescas. Córtelas y sumérjalas en un baño de aceite de oliva. Deje que se cuezan durante unos cincuenta minutos. Deje que se enfríen al tiempo que exprime bien el jugo de la planta. Cuélelo y aplíquelo mañana y noche durante varios días, sobre las hemorroides.

Mantequilla y cebolla

Pique en trocitos muy pequeños una cebolla fresca y mézclela con una cucharada generosa de mantequilla. Aplique la mezcla sobre las partes inflamadas. Déjela sobre la zona una media hora. Seque con cuidado ayudándose de un algodón hidrófilo. Realice la operación por la mañana y por la noche mientras dure el acceso hemorroidal.

Manzanilla, aceite de oliva, álamo negro y violeta

Añada 15 g de yemas secas de álamo negro a 25 cl de aceite de oliva. Añada algunos gramos de manzanilla y violeta seca. Caliéntelo todo a fuego lento sin que llegue a hervir. Mézclelo bien. Deje que se enfríe y cuélelo. Aplique el líquido en masajes ligeros sobre las partes inflamadas. Realice la operación varias veces al día mientras dure el acceso hemorroidal.

Herpes

CATAPLASMAS

Manzanilla

Remoje algunas flores secas con agua tibia, píquelas de modo que queden en trozos menudos y haga una cataplasma para situarla sobre la erupción herpética. Retírela al cabo de unos minutos.

Inflamaciones de la boca y de la garganta (gingivitis, laringitis, estomatitis)

DECOCCIONES

Acedera

Prepare una decocción de planta con 50 g por cada litro de agua. Deje hervir unos diez minutos. Cuando se entibie, cuélela y utilícela para enjuagues bucales y gárgaras. Realice la operación dos o tres veces al día durante algunos días.

Aguileña

Prepare una decocción con 50 g de raíces secas por litro de agua. Deje que hierva unos veinte minutos. Cuando se entibie, cuélela y utilice la decocción para enjuagues bucales y gárgaras.

Aligustre

Prepare una decocción de hojas y de flores secas en una proporción de 10 g por cada litro de agua. Deje que hierva unos diez minutos. Ponga a entibiar y, cuando esté templada, cuélela y utilice el agua para enjuagues bucales y gárgaras tres o cuatro veces al día durante varios días, en función de la evolución de los síntomas.

Aliso

Prepare una decocción de corteza seca con 50 g por cada litro de agua. Deje que hierva unos veinte minutos. Cuando se entibie, cuélela y utilícela para realizar enjuagues bucales y gárgaras. Repita la operación mañana y noche durante unos días en función de la evolución de los síntomas.

Bistorta

Prepare una decocción de raíz seca con 100 g por cada litro de agua. Deje cocer unos veinte minutos. Deje entibiar, cuélela y utilícela para enjuagues bucales y gárgaras. Realice la operación tres o cuatro veces al día en función de cómo evolucionen los síntomas.

Castaño

Prepare una decocción de hojas secas con 100 g por cada litro de agua. Deje que hierva unos diez minutos. Deje entibiar, cuélela y utilice la decocción para hacer enjuagues bucales y gárgaras. Realice la operación dos veces al día durante algunos días, en función de cómo evolucionen los síntomas.

Centinodia

Prepare una decocción de planta seca con 50 g por cada litro de agua. Póngalo a hervir durante media hora. Deje enfriar. Cuele la decocción y empape una compresa con ella.

Aplique la compresa sobre la zona inflamada. Retírela al cabo de unos veinte minutos. Realice la operación de dos a cuatro veces al día durante algunos días en función de la evolución de los síntomas.

Eucalipto

Prepare una decocción de hojas con 20 g por cada litro de agua. Deje cocer tres minutos. Deje que se entibie, cuélela y utilícela para enjuagues bucales y gárgaras. Realice la operación varias veces al día durante varios días en función de la evolución de los síntomas.

Fresa

Prepare una decocción con 50 g de hojas frescas por cada litro de agua. Deje que hierva unos diez minutos. Cuando se entibie, cuélela y utilícela para hacer enjuagues bucales y gárgaras. Repítalo tantas veces como crea necesario.

Higos

Prepare una decocción de higos secos con 100 g por cada litro de agua. Deje que cueza durante 45 min.

Una vez que la decocción esté tibia, cuélela y utilícela para hacer enjuagues bucales y gárgaras. Realice la operación varias veces según sea necesario.

Llantén mayor

Prepare una decocción con 50 g de hojas secas por cada litro de agua. Déjela hervir unos diez minutos. Cuando se entibie, cuélela y utilícela para hacer gárgaras. Realice la operación mañana y noche durante unos días.

Madreselva

Ponga a cocer 100 g de flores y hojas frescas en 1 l de agua durante unos diez minutos. Cuélelo.

Deje que se enfríe y utilice la decocción en baños o gárgaras de dos a cuatro veces al día durante varios días en función de la evolución de los síntomas.

Malvavisco

Prepare una decocción de hojas y de flores secas con 10 g de planta por cada litro de agua. Deje que hierva unos diez minutos. Espere a que se entibie, cuélela y utilice el agua para hacer enjuagues bucales y gárgaras. Repita la operación tantas veces como sea necesario.

En caso de gingivitis, masque durante un buen rato un trozo de raíz.

Níspero de Alemania

Prepare una infusión con 50 g de hojas o de corteza por cada litro de agua.

Deje que hierva un cuarto de hora (en el caso de las hojas) o media hora (en el caso de la corteza). Espere a que esté fría. Cuélela y utilícela para hacer gárgaras.

Realice la operación de dos a cuatro veces al día durante algunos días en función de la evolución de los síntomas.

Regaliz

Prepare una decocción de regaliz seco con 200 g por cada litro de agua. Deje hervir una media hora.

Cuando se entibie, cuélela y utilice el agua para hacer gárgaras. Repita la operación varios días si lo cree necesario.

Sanguino

Prepare una decocción de frutos (drupas) con 30 g por cada litro de agua. Deje que hierva unos quince minutos. Deje que se enfríe, cuélela y haga gárgaras con el líquido de dos a cuatro veces al día y entre dos y cuatro días, en función de los síntomas.

Tormentila

Prepare una decocción con 50 g de planta seca por cada litro de agua. Deje hervir unos diez minutos. Cuando se entibie, cuélela y utilice la decocción para enjuagues bucales y gargarismos.

Albahaca

Prepare una infusión de hojas frescas con 100 g por cada litro de agua. Deje se que enfríe y utilícela en enjuagues bucales y gárgaras.

Eneldo

Prepare una infusión de semillas con una cucharadita por cada litro de agua. Deje entibiar, cuélela y utilícela para enjuagues bucales y gárgaras. Realice la operación varias veces al día hasta que desaparezcan los síntomas.

Frambueso o zarza

Prepare una infusión de hojas secas de frambueso o de zarza con dos buenos manojos por cada litro de agua. Deje que repose unos diez minutos, y entonces cuélela. Cuando la infusión esté tibia, utilícela en baños de boca y en gárgaras. Realice la operación mañana y noche durante unos días en función de la evolución de los síntomas.

Granado

Prepare una infusión de flores secas con 50 g por cada litro de agua. Deje que hierva unos diez minutos. Cuando se entibie, cuélela y utilícela para hacer enjuagues bucales y gárgaras. Repítalo tantas veces como crea necesario.

Grosella negra

Añada dos puñados de bayas a un litro de agua hirviendo y déjelas en infusión unos diez minutos. Deje que se entibie, cuélela y utilice la infusión para enjuagues bucales y gárgaras. Realice la operación varias veces al día durante varios días si es necesario.

Manzanilla y malva

Añada entre 15 y 20 flores secas de manzanilla y de malva a 1 l de agua hirviendo. Déjelas en infusión unos quince minutos. Cuele el agua y deje que se entibie antes de hacer gárgaras con ella.

LOCIONES

Acanto

Prepare una decocción de raíz con 100 g por cada litro de agua. Deje que hierva unos veinte minutos. Deje entibiar, cuélela y utilícela para realizar enjuagues bucales y gárgaras. Repita la operación dos veces por día durante algunos días según evolucionen los síntomas.

Serbal

Prepare una decocción de frutos secos con 50 g por cada litro de agua. Deje que hierva unos veinte minutos. Deje enfriar y, cuando esté tibia, cuélela y utilícela en enjuagues y gárgaras. Repita la operación por la mañana y por la noche unos días, hasta que desaparezcan los síntomas.

Limón

Exprima el zumo de un limón. Añada un poco de agua tibia y utilícelo para hacer enjuagues bucales y gárgaras varias veces al día si lo cree necesario.

Inflamaciones e irritaciones de la piel

CATAPLASMAS

Cimbalaria

Coja un buen manojo de la planta. Córtelo, y triture y maje tallos, hojas y flores hasta obtener una especie de pasta. Aplique una capa espesa de esta sobre las quemaduras. Déjela en la zona hasta que mitigue el dolor.

Harina de cebada

Mezcle la harina de cebada con un poco de agua caliente hasta obtener una pasta bastante consistente. Extienda la mezcla sobre una gasa, y aplique esta sobre la zona irritada. No la retire hasta que no se enfríe la cataplasma. Realice la operación dos veces al día hasta que desaparezcan los síntomas.

Zanahoria

Reduzca a pasta algunas zanahorias crudas con ayuda de una batidora. Extienda la pulpa sobre una gasa plegada y aplíquela sobre las zonas irritadas. Déjela en la zona unos diez minutos.

Repita la operación dos veces al día durante algunos días hasta que desaparezcan los síntomas.

Castaño

Prepare una decocción de corteza seca con 75 g por cada litro de agua. Póngala a hervir unos veinte minutos. Deje que se entibie, cuélela y empape una compresa espesa que deberá aplicar sobre las zonas afectadas. Retírela al cabo de unos diez minutos.

Realice la operación dos veces al día durante algunos días en función de la evolución de los síntomas.

Centinodia

Prepare una decocción de centinodia seca con 50 g por litro de agua. Deje que hierva unos treinta minutos. Espere a que se enfríe. Cuélela y empape una compresa con la decocción. Aplique esta sobre la zona inflamada. Déjela unos veinte minutos.

Repita la operación de dos a cuatro veces al día durante unos días, en función de cómo evolucionen los síntomas.

Lirio

Prepare una decocción de rizoma con 100 g por cada litro de agua. Póngala a hervir unos diez minutos. Deje que se entibie, cuélela y empape una compresa espesa que deberá aplicar sobre las zonas inflamadas.

Realice la operación dos veces al día durante algunos días en función de la evolución de los síntomas.

Parietaria

Prepare una decocción de planta con 50 g por cada litro de agua. Póngala a hervir diez minutos. Deje que se entibie, cuélela y empape una compresa espesa que deberá aplicar sobre la zona inflamada. Retire esta al cabo de unos diez minutos. Seque con cuidado. Repita la operación dos veces al día durante algunos días, en función de la evolución de los síntomas.

DECOCCIÓN

Lengua de ciervo

Prepare una decocción con 50 g de hojas por cada litro de agua. Póngala a hervir unos diez minutos. Deje que se entibie, cuélela y aplíquela sobre las zonas inflamadas. Seque con cuidado.

Repita la operación dos o tres veces al día durante algunos días en función de la evolución de los síntomas.

LOCIONES

Arándanos

Extraiga el jugo de arándanos frescos —silvestres, a ser posible— y aplíquelo sobre las zonas irritadas. Repita la operación hasta que desaparezcan los síntomas.

Cereza

Prepare una decocción de pedúnculos secos en una proporción de 50 g por cada litro de agua. Deje que hierva quince minutos. Una vez esté tibia, cuélela y aclare con la decocción la dermis irritada. Repita los aclarados varias veces al día durante unos días.

Serbal

Prepare una decocción de frutos secos en una proporción de 50 g por cada litro de agua. Hiérvalos unos veinte minutos. Deje entibiar, y cuélela. Empape bien una compresa con la decocción y aplíquela sobre la zona inflamada. Déjela en la zona unos diez minutos. Realice las aplicaciones por la mañana y por la noche durante algunos días en función de la evolución de los síntomas.

PREPARADO

Albahaca

Maje algunas hojas de albahaca recién cogidas para exprimir todo su jugo y extiéndalo sobre la parte inflamada. Retírelo al cabo de unos minutos. Seque con cuidado. Realice la operación varias veces al día en función de la evolución de los síntomas.

Insolación

LOCIÓN

Manzanilla y vinagre

Mezcle un poco de vinagre con una decocción de flores secas y frote la cara, las sienes y el cuero cabelludo.

Irritación ocular

CATAPLASMA

Aciano y manzana

Triture la pulpa de una manzana fresca pelada y remójela con una infusión de flores de aciano en una proporción de 40 g de flores secas por un litro de agua. Extienda el preparado sobre una gasa y aplique esta sobre los ojos. Retírela al cabo de diez minutos. Aclare con agua limpia. Seque con cuidado.

Perifollo

Ponga un puñado de hojas secas en 20 cl de agua hirviendo. Deje en infusión durante diez minutos. Cuando esté tibia, cuélela y empape una compresa bastante gruesa que deberá aplicar sobre los ojos. Retírela al cabo de unos minutos. Seque con cuidado.

Realice la operación dos o tres veces al día en función de cómo evolucionen los síntomas.

LOCIONES

Clavel de los cartujos

Prepare una infusión en una proporción de 50 g de flores secas por litro de agua. Deje reposar durante quince minutos. Cuélela y deje que se enfríe antes de utilizarla para aclarar los ojos enrojecidos.

Manzanilla y perejil

Prepare una infusión de flores de manzanilla bien concentrada. Deje que se entibie y añada una cucharada sopera de jugo de perejil fresco por cada 10 cl de infusión. Remoje una compresa en esta solución y aplíquela sobre los ojos. Retírela al cabo de diez minutos.

Lumbago

CATAPLASMAS

Cebolla

Pase por agua hirviendo tres grandes cebollas frescas, píquelas muy finas y colóquelas sobre una gasa. Aplique esta sobre la zona dolorida y no la retire hasta que se haya enfriado la cataplasma.

Harina de avena

Mezcle unas cucharadas soperas de harina de avena con medio litro de agua. Deje cocer a fuego lento y que se reduzca hasta obtener una pasta bastante fluida. Cuando esté tibia, confeccione una cataplasma que deberá aplicar sobre la zona dolorida. Retírela al cabo de unos quince minutos. Realice la operación una o dos veces al día durante unos días.

Harina de cebada y vinagre

Mezcle tanta harina de cebada como sea necesario con 20 cl de vinagre de alcohol para obtener un preparado bastante fluido. Deje cocer a fuego lento hasta obtener una pasta bastante densa.

Deje que se enfríe un poco, extienda la pasta sobre una gasa gruesa y aplíquela sobre la zona dolorida. Retírela cuando se haya enfriado. Seque la zona.

Repita la operación si es necesario dos veces al día durante dos días.

Harina de centeno y verbena

Prepare una pasta con unas cucharadas soperas de harina de centeno y un litro de agua. Póngala al fuego y deje que reduzca hasta que quede bastante densa. Paralelamente, triture un buen manojo de hojas secas de verbena para sacarles todo el jugo.

Incorpore este a la pasta, mézclelo todo bien y deje que se enfríe un poco antes de aplicarlo sobre la zona afectada. No lo retire hasta que no se haya enfriado completamente. Seque la zona.

Realice la operación dos veces al día durante varios días en función de la evolución de los dolores.

Puerro

Ponga a cocer algunos puerros en un litro de agua durante unos veinte minutos. Deje que se entibien y aplique las hojas como cataplasma directa sobre las zonas doloridas. No las retire hasta que no se enfríen.

COMPRESA

Manzanilla

Ponga a hervir 150 g de manzanilla en un litro de agua durante unos quince minutos. Cuélela y empape una gruesa compresa con la decocción. Deje la compresa una media hora sobre la parte afectada. Realice la operación dos veces al día durante tres días en función de la evolución del dolor.

LOCIÓN

Manzanilla y aceite de oliva

Pique en trocitos muy menudos las hojas y las flores de la manzanilla y «líguelos» con aceite de oliva. Friccione la parte afectada con esta loción durante unos minutos. Repita la operación mañana y noche hasta que desaparezca el dolor.

Llagas y heridas

CATAPLASMAS

Aligustre

Triture uno o dos manojos de hojas recién cogidas hasta obtener una especie de pasta. Aplique una gruesa capa de esta sobre las heridas. Retírela al cabo de unos diez minutos. Aclare con agua limpia. Seque con cuidado.

Realice la operación dos veces al día durante unos días en función de cómo evolucione la cicatrización.

Betónica

Cueza un gran puñado de hojas frescas en 10 cl de agua. Tritúrelas y vuelva a ponerlas al fuego hasta que obtenga una mezcla bastante manejable.

Cuando esté templada, extiéndala sobre una gasa y aplique esta sobre las llagas o heridas. No la retire hasta que se haya enfriado.

Realice la operación dos veces al día durante unos cuantos días en función de cómo observe que va evolucionando el proceso de cicatrización.

Capuchina

Ponga a hervir un buen puñado de hojas frescas en un poco de agua, durante unos minutos. Espere a que se entibien, y, a continuación, escúrralas y aplíquelas directamente sobre las llagas o heridas.

Déjelas diez minutos sobre la zona. Realice la operación dos veces al día durante unos días en función de cómo evolucione la cicatrización.

Cola de caballo

Triture a conciencia un poco de planta para sacarle todo el jugo. Aplique directamente sobre las llagas o heridas. Retire al cabo de diez minutos.

Repita la operación varias veces al día en función de cómo evolucione la cicatrización.

Lunaria menor

Coja unos manojos de planta fresca. Tritúrela de la forma más completa que pueda y aplíquela sobre las llagas. Retírela al cabo de diez minutos. Aclare con agua limpia. Seque con cuidado.

Realice la operación dos veces al día durante unos días, en función de cómo evolucione la cicatrización.

Madreselva

Coja un buen manojo de hojas y tritúrelas con cuidado para exprimirles todo el jugo. Aplíquelo en cataplasma directamente sobre la piel. Retírela al cabo de unos veinte minutos.

Realice la operación dos o tres veces al día durante varios días en función de la evolución de la cicatrización.

COMPRESAS

Aliso

Prepare una decocción de corteza en una proporción de 40 g por litro de agua. Deje que hierva durante 20 min. Cuando se entibie, cuélela y empape generosamente con la decocción una gasa gruesa. Aplíquela sobre las llagas y heridas y retírela al cabo de diez minutos. Realice la operación varias veces al día en función de cómo evolucione la cicatrización.

Avellano

Prepare una infusión de hojas secas o una decocción con 50 g por cada litro de agua (infusión: diez minutos; decocción: media hora). Deje que se entibie y cuélela.

Empape una gruesa compresa que deberá aplicar sobre heridas o úlceras. Déjela sobre la zona diez minutos. Seque con cuidado. Realice la operación dos veces al día durante unos días en función de cómo evolucione la cicatrización.

Manzanilla

Añada algunas matas floridas de manzanilla a un litro de agua y hiérvalas durante un cuarto de hora. Deje que se entibien antes de mojar con el líquido unas compresas que deberá poner sobre las partes afectadas. Mantenga la compresa sobre la zona varias horas.

Decocciones

Abedul

Prepare una infusión con 50 g de brotes jóvenes de abedul por cada litro de agua. Utilice esta solución cicatrizante varias veces al día durante varios días para limpiar cortes, desolladuras u otro tipo de heridas.

Níspero de Alemania

Prepare una infusión con 50 g de hojas o de corteza por cada litro de agua. Deje que hierva un cuarto de hora en el caso de las hojas y una media hora en el caso de la corteza. Deje enfriar. Cuélela y limpie abundantemente las heridas con el líquido.

Realice la operación entre dos y cuatro veces al día durante unos días, en función de cómo evolucione la cicatrización.

Olivo

Prepare una decocción de hojas con 50 g por litro de agua. Deje que hierva unos diez minutos y, posteriormente, deje que se entibie, cuélela y utilícela para limpiar las llagas y las heridas varias veces al día. Seque con cuidado.

Sanguino

Prepare una infusión con 30 g de corteza por cada litro de agua. Póngala a hervir unos quince minutos. Deje que se enfríe. Cuélela y utilice la decocción para limpiar las heridas.

Vulneraria

Prepare una decocción de planta fresca con un buen manojo por cada litro de agua. Póngala a hervir 15 minutos. Deje que se entibie, cuélela y utilice la decocción para limpiar las heridas y úlceras.

Realice la operación dos o tres veces al día durante algunos días.

DESINFECTANTE

Esencia de lavanda

A falta de un producto antiséptico, moje muy ligeramente la llaga o la herida con unas gotas de esencia de lavanda para prevenir los riesgos de infección.

LOCIONES

Acanto

Prepare una infusión de hojas secas y raíz en una proporción de 10 g de planta por litro de agua.

Deje que se entibie, cuélelo y utilice la infusión para lavar las llagas y heridas.

Sauce púrpura

Prepare una decocción de corteza con 50 g por cada 75 cl de agua. Póngalo a hervir 20 minutos. Deje que se entibie y seguidamente cuélela.

Utilice la decocción para limpiar las llagas y úlceras. Realice la operación dos veces al día durante unos días en función de cómo evolucione la cicatrización.

Micosis

EMULSIÓN

Alcohol de 70°, aceite de oliva y tuya

Mezcle de manera homogénea y en proporciones iguales aceite esencial de tuya, aceite de oliva y alcohol de 70˚. Aplique la mezcla sobre las zonas afectadas en pequeñas cantidades. Efectúe suaves masajes para hacer que la emulsión penetre bien.

Realice la operación dos veces al día durante aproximadamente una semana.

Neuralgias

LOCIÓN

Perejil y alcohol de 70°

Triture bien un buen puñado de perejil fresco para sacarle todo el jugo. A continuación, mezcle dicho jugo con un poco de alcohol de 70° y dé largos y profundos masajes con él en la zona afectada.

Repita la operación una o dos veces al día en función de los dolores.

Oftalmia

Agave

Prepare una infusión con 50 g de hojas secas y un litro de agua. Deje que se entibie y, cuando esté casi fría, cuélela.

Utilice esta solución para baños oculares o para la confección de compresas.

Manzanilla

Ponga a hervir cuatro o cinco flores secas en 25 cl de agua durante quince minutos. Deje que se enfríe y utilícela para baños oculares directos o para la confección de compresas.

COMPRESA

Nogal

Prepare una decocción con unas hojas secas o frescas y 20 cl de agua. Póngala a hervir cinco minutos. Deje que se entibie, cuélela y empape una compresa que deberá aplicar sobre el ojo inflamado. Retírela al cabo de diez minutos.

Realice la operación por la mañana y por la noche durante unos días en función de cómo evolucionen los síntomas.

DECOCCIÓN

Malva

Prepare una decocción con 40 g de hojas secas de esta planta y un litro de agua.

Póngala a hervir durante diez minutos. Deje que se entibie, cuélela y utilícela para aclararse los ojos.

Parásitos (piojos, pulgas, etc.)

LOCIÓN

Manzanilla, lavanda, lúpulo y valeriana

Ponga a hervir 20 g de flores secas de manzanilla, 20 g de flores secas de lavanda, 20 g de flores secas de valeriana y 20 g de lúpulo en un litro de agua durante unos quince minutos. Deje enfriar y aplique la loción sobre las zonas afectadas.

Párpados (inflamación)

INFUSIÓN

Violeta

Prepare una infusión de flores secas en una proporción de 30 g por litro de agua. Deje en infusión durante 10 minutos. Deje que entibie y empape con ella una compresa que deberá aplicar sobre los párpados hinchados. Retírela al cabo de 10 minutos. Seque con cuidado. Realice la operación, si es necesario, varias veces al día.

Picaduras de insectos

APLICACIONES

Acedera

Triture unas hojas de acedera recién cogidas y dé delicados masajes en la zona afectada hasta que se calme el dolor.

Cebolla

Frote con cuidado la picadura de avispa o de abeja con una cebolla recién cortada.

Repita la operación unos minutos más tarde en función de cómo evolucione el dolor.

CATAPLASMAS

Menta piperita

Triture una ramita de menta para sacarle todo el jugo y aplique este directamente sobre la picadura. Déjelo que actúe durante unos minutos.

Repita la operación unas horas más tarde si lo considera necesario.

Puerro

Aplique una hoja de puerro cocido sobre la picadura y déjela hasta que se calme el dolor.

Repita la operación unas horas más tarde si lo considera necesario.

JUGO

Perejil

Machaque bien una pequeña cantidad de perejil fresco para sacarle todo su jugo.

Aplique entonces el jugo sobre la picadura, dando suaves masajes hasta que mitigue el dolor.

Puede repetir la operación unas horas más tarde si lo considera necesario.

Pies cansados

PREPARADO

Limón, menta piperita y cebolla

Exprima el jugo de una cebolla y el de un limón fresco. Unte los pies con esta solución después de haber tomado un baño de agua fresca y de haber dado unos masajes con largos movimientos circulares. Acabe la operación friccionando los pies con hojas de menta fresca.

Pies hinchados

COMPRESA

Romero y vino blanco

Para calmar los pies hinchados al final del día, lo mejor es poner al fuego algunas ramas de romero en medio litro de vino blanco. Deje que se entibie y humedezca una compresa con la que deberá envolver el miembro afectado. No la retire hasta que no se haya enfriado por completo.

Prurito

COMPRESA

Manzanilla

Prepare una decocción de flores con 30 g por cada litro de agua. Deje hervir unos diez minutos. Deje que se enfríe un poco y, cuando esté tibia, cuélela y empape bien una gasa gruesa que le servirá para cubrir o envolver la zona afectada. Deje la gasa en la zona unos veinte minutos.

Quemaduras

Flores secas de hipérico y aceite de oliva

Eche unas diez flores secas en 50 cl de aceite de oliva. Caliéntelo al baño María y déjelo a fuego lento durante una hora y media. Una vez frío, aplíquelo sobre las quemaduras. Renueve las aplicaciones dos o tres veces al día según evoluciona el dolor.

APLICACIÓN DIRECTA

Patata

Ralle media patata fina y aplique la pulpa sobre las quemaduras, si estas son leves (agua caliente, sol). Déjela en la zona hasta que se atenúe el dolor.

CATAPLASMAS

Cimbalaria

Coja un manojo de cimbalarias. Corte, triture y machaque los tallos, las hojas y las flores hasta obtener una especie de pasta. Aplique una capa espesa de esta sobre las quemaduras. No la retire hasta que se atenúe el dolor.

Cola de caballo

Triture bien un poco de la planta para sacar todo el jugo. Aplíquela directamente sobre las heridas o llagas. Retírela al cabo de unos diez minutos. Realice la operación varias veces al día en función del proceso de cicatrización.

Grosella negra

Ponga una o dos cucharadas soperas de frutos frescos en un mortero y macháquelos bien. Póngalos sobre una gasa y aplique esta directamente sobre la zona afectada. No la retire hasta que se reduzca el dolor. Aclare con agua limpia. Seque con cuidado.

Hiedra

Ponga a hervir algunas hojas en un litro de agua durante unos diez minutos. Deje que se entibie y aplique las hojas sobre las zonas doloridas. Retire al cabo de unos diez minutos. Conserve el agua del hervor para enjuagar posteriormente las quemaduras.

Maravilla

Coja algunas flores y tritúrelas bien para extraer el jugo. Vierta la mezcla sobre una gasa y aplique esta sobre las quemaduras. Déjela en la zona hasta que el dolor se reduzca.

CREMA

Goma arábiga y huevo

Mezcle media cucharadita de goma arábiga con la clara de un huevo. Extienda una pequeña cantidad en las zonas afectadas.

LOCIÓN

Manzanilla y aceite de oliva

Ponga a hervir quince flores secas en un litro de agua durante unos minutos. Deje que la decocción se enfríe y cuando esté templada, añada un poco de aceite de oliva a la cantidad de infusión que desee utilizar. Impregne la zona quemada.

Quemaduras debidas al sol

EMULSIÓN

Aceite de oliva y melón

En caso de inflamación de la piel, aplique una emulsión compuesta de zumo de melón con unas gotas de aceite de oliva. Déjelo sobre la zona unos diez minutos. Seque con cuidado ayudándose de un algodón hidrófilo.

LOCIÓN

Patata y tomate

Mezcle a partes iguales jugo de patata y zumo de tomate. Aplíquelo sobre las zonas doloridas con la ayuda de un algodón hidrófilo bien empapado con la solución. Deje reposar diez minutos. Realice la operación dos veces al día hasta la desaparición del dolor.

Resfriado y sinusitis

INHALACIONES

Aceite de eucalipto

Ponga a hervir un litro de agua. Añádale cinco gotas de aceite de esencia de eucalipto. Mézclelo bien. Proceda a realizar una inhalación durante unos minutos, poniendo la cabeza sobre el recipiente y cubriéndola con un trapo grueso.
    Realice la operación una vez al día durante dos o tres días.

Mejorana

Prepare una infusión con 10 g de flores por un litro de agua. Mézclelo bien.

Proceda a realizar una inhalación durante unos minutos, poniendo la cabeza sobre el recipiente y cubriéndola con un trapo grueso.

Realice la operación una vez al día durante dos o tres días.

Ronquera

DECOCCIÓN

Pino

Prepare una decocción de piñas verdes previamente trituradas con seis u ocho unidades (en función de su tamaño) por cada litro de agua. Déjelas hervir unos quince minutos. Póngalas a enfriar y, cuando estén tibias, cuele el agua y utilícelo para gargarismos.

Repita la operación dos veces cada día durante algunos días en función de la evolución de los síntomas.

Sabañones

BAÑO

Roble

Prepare una infusión de corteza seca con 15 g por cada litro de agua. Déjelo en infusión unos diez minutos. Espere luego a que quede tibia e introduzca en la infusión el o los miembros doloridos durante unos minutos. Seque con cuidado. Realice un baño al día durante dos o tres días, según vayan evolucionando los síntomas.

Castaño de Indias

Ponga a hervir 20 castañas en un litro de agua durante unos veinte minutos. Escúrralas, pélelas y tritúrelas hasta obtener una pasta bien homogénea. Aplíquela sobre las zonas doloridas y véndelas. Repita la operación una o dos veces al día durante algunos días.

Maravilla

Coja algunas flores de maravilla y tritúrelas meticulosamente para extraerles el jugo. Vierta la mezcla sobre una gasa y aplique esta sobre los sabañones. Déjela en la zona hasta que el dolor se calme.

COMPRESA

Manzanilla

Prepare una decocción de flores secas de manzanilla en una proporción de 50 g por cada litro de agua. Hiérvala durante unos diez minutos. Deje que se entibie, fíltrela y empape generosamente con ella una compresa que aplicará sobre la zona dolorida. Déjela en la zona unos diez minutos.

Realice la operación dos o tres veces al día hasta que desaparezcan los síntomas.

DECOCCIÓN

Muérdago

Prepare una decocción de hojas secas con 75 g por cada litro de agua. Deje que hierva unos diez minutos. Cuando esté templada, cuélela y aplíquela sobre las zonas afectadas.

Membrillo

Ponga a hervir dos cucharadas soperas de pepitas de membrillo en 20 cl de agua durante unos diez minutos. Deje que se entibie, cuélelo y masajee las partes doloridas. Seque sin frotar.

Sarna

Lociones

Abedul

Deje macerar unas hojas y un trocito de corteza de abedul en 25 cl de agua mineral. Tras un día de reposo, aplíquela sobre las zonas afectadas. Retírela al cabo de unos veinte minutos.

Manzanilla y ajo

Prepare una infusión de flores secas de manzanilla y deje que se entibie. Añádale entonces una cabeza de ajo crudo picado. Frote mañana y noche las partes afectadas con esta mezcla durante unos días.

Tiña

Cataplasma

Anémona, aceite de oliva y aceite de tomillo

Aplaste un buen puñado de anémonas (tallos, hojas y flores) recién cogidas. Añada una cucharadita de aceite de oliva y una cucharadita de tomillo. Mezcle bien.

Aplíquelo mediante una gasa plegada en cuatro. Retírela al cabo de unos minutos. Aclare la zona con agua. Repita la aplicación por la mañana y por la noche durante tres o cuatro días.

¡Atención!: La anémona es muy irritante. Deje de hacer aplicaciones en caso de reacción dérmica excesiva. Lávese bien las manos después de usarla.

Tortícolis

CATAPLASMA

Benedictina y miel

Triture bien un buen puñado de hojas para exprimirles el jugo. Mezcle con este una o dos cucharaditas de miel. Dé masajes con este preparado. Déjelo sobre la zona diez minutos. Aclare con agua tibia. Seque. Repita la operación dos veces al día.

LINIMENTO

Manzanilla y aceite de oliva

Pique las hojas y las flores de manzanilla y *líguelas* con el aceite de oliva. Friccione con esta mezcla la parte dolorida durante unos minutos. Realice la operación por la mañana y por la noche.

Transpiración

BAÑO

Laurel

Prepare una decocción con un buen puñado de frutos y un litro de agua. Deje que hierva unos veinte minutos. Triture intensamente para extraer todo el jugo. Deje que se enfríe y, cuando esté tibia, cuélela y viértala en una palangana. Añada tres o cuatro litros de agua caliente. Sumerja las manos o los pies durante diez minutos.

Realice la operación una o dos veces al día durante el tiempo que sea necesario.

BAÑO DE MANOS Y PIES

Aliso

Prepare una decocción de hojas secas con 75 g por litro de agua. Haga que hierva durante quince minutos. Deje entibiar, cuélela y aclare abundantemente manos y pies. Seque. Realice la operación una vez al día en curas de cinco días.

BAÑO DE PIES

Ciprés

Prepare una decocción de ramos de ciprés en una proporción de 30 g por cada litro de agua. Deje que hierva durante 20 minutos. Cuando se entibie, cuélela y sumerja los pies en la decocción unos diez minutos. Aclare con agua. Seque.

Realice la operación una vez al día en curas de cinco días.

DECOCCIÓN

Manzanilla

Ponga a hervir 30 g de flores secas en un litro de agua durante diez minutos. Cuélelo y lave las axilas y los pies con esta infusión.

Únicamente en el caso de los pies, aumente la proporción de flores un 30 %.

Roble

Prepare una infusión de corteza en una proporción de 10 g por litro de agua. Deje en infusión diez minutos. Deje que se entibie, cuélela y utilícela para lavar las zonas afectadas. Realice la operación por la mañana y por la noche.

Urticaria

PREPARADO

Violeta

Triture algunas hojas frescas, crudas o cocidas con agua limpia durante unos minutos, y aplíquelas directamente sobre las zonas afectadas. Retírelas al cabo de unos diez minutos. Seque la zona con cuidado. Repita la operación varias veces al día si lo considera necesario, durante varios días, en función de la evolución de los síntomas.

Varices

DECOCCIÓN

Ciprés

Prepare una decocción de gálbulas previamente machacadas en una proporción de 50 g por un litro de agua. Póngala a hervir durante veinte minutos. Deje que se entibie, cuélela y sumerja el o los miembros varicosos en la decocción durante veinte minutos. Después, séquelos.

Realice la operación una vez al día, preferentemente por la noche, en curas de una semana al mes.

Verrugas

CATAPLASMA

Maravilla

Coja una flor de maravilla y tritúrela meticulosamente para extraer todo su jugo. Unte la verruga con una gruesa capa de dicho jugo y déjelo en la zona durante veinte minutos.
Repita la operación una vez cada día durante una semana o diez días.

JUGO

Higuera

Extraiga el jugo de algunas hojas y frutos frescos y tritúrelos durante largo tiempo. Aplique una pequeña capa sobre la verruga. Retírela al cabo de media hora. Seque la zona. Realice la operación una o dos veces al día hasta que desaparezca la verruga.

UNGÜENTO

Celidonia y glicerina

Triture durante mucho rato un poco de planta fresca para sacarle todo su jugo. Añada unas gotas de glicerina y unte la verruga. Retire al cabo de media hora. Realice la operación por la mañana y por la noche hasta que la verruga pueda ser extraída sin dificultad.

Preparados y recetas de belleza

Las plantas, además de calmar ciertos males, también constituyen apreciados productos auxiliares de belleza, puesto que sus cualidades intrínsecas y sus propiedades específicas se dan de manera suave, sin ningún tipo de riesgo para el organismo.

Así pues, no nos cansaríamos de aconsejar su utilización para realzar el color de la cara, nutrir y tonificar la piel, combatir la formación de arrugas o luchar contra esas feas manchas rojas provocadas por el calor, el frío o la contaminación. Una vez más, no le presentamos aquí más que un gran catálogo beneficioso de la naturaleza, de lo que podrá darse cuenta al descubrir los múltiples preparados y recetas (clasificadas en función de los problemas que pueden ayudar a resolver).

Pequeños y grandes males de la A a la Z

Acné

COMPRESA

Álsine

Prepare una infusión con un manojo de planta en un litro de agua. Deje en infusión durante diez minutos. Cuélela y utilícela ya fría para aplicar compresas bien empapadas que deberá dejar sobre las zonas afectadas unos diez minutos. Seque con cuidado. Realice la operación por la mañana y por la noche durante una semana.

Limón, grosellero negro y tomate

Machaque un puñadito de hojas de grosellero recién cogidas. Añada el zumo de un tomate y el zumo de medio limón. Mézclelo bien. Cubra la cara con una fina capa. Retírela al cabo de diez minutos. Aclare con agua sazonada con limón. Seque con cuidado. Realice la operación por la mañana y por la noche durante unos días.

Acné rosáceo

DECOCCIÓN

Rabillos de cereza

Prepare una decocción con 50 g de pedúnculos secos y un litro de agua. Deje que hierva quince minutos. Cuando esté tibia, cuélela y utilícela en compresas sobre las zonas afectadas.

No retire las compresas hasta pasados unos diez minutos. Aclare con agua limpia. Seque cuidadosamente. Realice las aplicaciones dos veces al día durante una semana.

Afeitado

UNGÜENTO

Fresas, albaricoque, pomelo, glicerina, uvas y tomate

Prense unas cuantas fresas con un albaricoque y un tomate bien maduros. Añada un poco de zumo de uva fresca y el zumo de medio pomelo. Mézclelo todo con unas gotas de glicerina y unte las partes de la cara inflamadas por el afeitado. Déjelo sobre la zona unos segundos y aclare con agua tibia. Seque con cuidado.

Aliento fresco

Menta piperita

Masque durante un rato algunas hojas de menta recién cogida.

Limón y malva

Deje en infusión unas flores de malva en una pequeña cantidad de agua bien caliente. Deje que se entibie y añádale el zumo de medio limón. Lávese la boca varias veces al día con esta mezcla.

Alivio de la piel

MASCARILLA

Leche, miel y pan

Moje un poco de miga de pan en leche. Aplástela y añádale una cucharada sopera de miel. Mézclelo todo bien y póngalo en la cara. Retírelo al cabo de diez minutos y aclare con agua tibia.

Arrugas

CATAPLASMA

Zanahorias

Ralle muy finamente una zanahoria bien fresca y aplique la pulpa sobre las zonas afectadas. Déjela sobre la zona unos diez minutos. Aclare con agua limpia. Seque sin frotar. Realice la operación dos veces al día durante siete días, alternando una semana de tratamiento con una de descanso.

LOCIÓN

Zumo de perifollo

La limpieza diaria de la piel, mañana y noche, con ayuda de una loción de puro zumo de perifollo está considerada un buen medio para retrasar la aparición de arrugas en la cara. Efectúe *curas* una de cada dos semanas.

UNGÜENTO

Aceite de coco y lanolina

Mezcle unos centilitros de aceite de coco con tanta lanolina como sea necesaria para obtener un ungüento cremoso.

Aplíquelo sobre las zonas más sensibles de la cara y déjelo sobre la zona unos diez minutos.

Realice la operación cada noche en curas de tres semanas.

Belleza de la piel

BAÑO

Agua de arroz y limón

Para que la piel esté más suave y más lisa, ponga a hervir una libra de arroz en dos litros de agua durante veinte minutos. Vierta el agua de cocción en el agua del baño. Añada el zumo de tres limones.

Sumérjase en el agua durante diez minutos.

Brillo de la piel

MASCARILLA

Zanahorias, limón, fresas y pepino o manzana

Prepare una mezcla de zanahorias ralladas muy finas, regadas con zumo de limón, fresas majadas, y rodajas de pepino o pulpa de manzana rallada, según la estación.

Mezcle y triture la mezcla y colóquela sobre la cara limpia. Déjela sobre la zona unos diez minutos. Aclare y seque.

Busto

ZUMO

Lirio blanco

Triture bien un bulbo de lirio blanco para extraer todo su jugo y aplique este en suaves masajes en el cuello y el busto hasta que la piel lo haya absorbido por completo.

Realice esta aplicación tónica y antiarrugas una o dos veces al día durante tres semanas.

Cabello

ACLARADO

Limón

Después del champú, aclare meticulosamente el cabello. Efectúe un último aclarado añadiendo al agua tibia el zumo de dos limones. Deje secar.

También conseguirá suavidad y brillo utilizando 15 cl de vinagre en lugar del limón en el último aclarado.

Manzanilla, cerveza, hiedra y té

Si desea dar a su cabello oscuro unos bellos reflejos, después de aplicar el champú, efectúe un último aclarado con cerveza para dar brillo al cabello. Una infusión de té da el mismo resultado.

La infusión de hojas de hiedra, dos puñados por cada litro de agua, es recomendable para dar total resplandor al cabello oscuro.

En cuanto al aclarado con infusión de manzanilla, hacen más claro el tono del cabello.

CHAMPÚ

Aceite de almendra dulce, aceite de oliva, huevo y limón

Si tuviese el cabello seco, mezcle una cucharada sopera de aceite de almendra dulce con otra de aceite de oliva. Añada una yema de huevo hasta obtener una agradable emulsión. Dé con ella masajes al cabello y al cuero cabelludo y, posteriormente, déjela sobre la zona unos minutos.

Aclare con agua abundante tibia y sazonada con limón o con vinagre.

COMPRESA

Altramuz

Si tuviera problemas con la caspa, ponga a cocer dos cucharadas soperas de semillas secas de altramuz en un litro de agua durante veinte minutos. Deje que se entibie y cuélelo. Moje el cabello y el cuero cabelludo con la solución. Retírela al cabo de unos diez minutos.

Seque con cuidado. Realice la operación una vez al día durante unos días.

Aceite de oliva, médula de vaca, ortigas y limón

Para el cabello frágil, mezcle un poco de médula fresca de vaca con una cucharada sopera de aceite de oliva. Seguidamente, añada un buen manojo de ortigas recién machacadas hasta obtener una emulsión consistente. Justo después del champú, cubra cabello y cuero cabelludo con una capa de la emulsión. Retírela al cabo de diez minutos. Aclare con agua sazonada con limón antes de secar.

LOCIONES

Capuchina, ortiga y alcohol

En el caso de que perdiera pelo, coja unos cien gramos de ortiga y de flores frescas de capuchina. Mézclelas, macháquelas un poquito y déjelas macerar en 25 cl de alcohol puro unos diez días. Triture una vez más las plantas antes de colar. Aplique la solución por la mañana y por la noche en fricciones enérgicas sobre el cuero cabelludo una semana al mes durante algunos meses.

Castaño

Si desease que su cabello rubio tuviese unos bellos reflejos, prepare una decocción con 50 g de flores secas y un litro de agua. Deje que hierva unos diez minutos. Cuélela y utilice la loción para lavar el cabello, que adoptará así bonitos reflejos cobrizos.

Cebolla, perejil, ron y limón

Si desea tonificar su cabello, exprima el jugo de un manojo de perejil fresco (macháquelo o bátalo). Haga lo mismo con una cebolla fresca. Mezcle ambos jugos y añada un vaso de licor de ron.

Moje el cabello y el cuero cabelludo dando masajes. Deje reposar unos diez minutos. Lave con champú de huevo y aclare con agua sazonada de limón.

Culantrillo de pozo

Si tuviese caspa, prepare una decocción de 200 g de culantrillo en un litro de agua. Póngala a hervir unos diez minutos. Deje que se entibie, cuélela y utilice la loción en fricciones enérgicas sobre el cabello mojado, después del champú.

Culantrillo de pozo, ortiga

Si perdiese cabello abundantemente, prepare una decocción de culantrillo (una planta seca entera) y de hojas secas de ortiga con 50 g de cada especie por litro de agua. Póngala a hervir durante veinte minutos. Deje que se entibie, cuélela y moje el cabello y el cuero cabelludo. Retírela al cabo de unos diez minutos aclarando con agua limpia. Seque el cabello. Realice la operación una vez al día durante unos días.

Hiedra, vinagre y limón

Para tonificar su cabello, exprima el jugo de una buena cantidad de hojas de hiedra (macháquelas o bátalas) y añádale algunas cucharaditas de vinagre. Aplique dando suaves masajes durante unos minutos. Aclare con agua sazonada con limón.
¡Atención! Esta loción sólo es adecuada para cabello negro.

Lampazo, limón y vino blanco

Si su cabello fuera muy graso, prepare una infusión de raíces de lampazo, dos puñados de raíz por litro de agua. Deje que se reduzca, para obtener una solución bien concentrada, y cuélela. Añada entonces 10 cl de vino blanco y el zumo de un limón. Deje que se entibie y dé un masaje al cabello y al cuero cabelludo, aún húmedos, después del champú. Aclare antes de secar.

Lavanda y alcohol de 30°

Si tuviese el cabello delicado, ponga a macerar 20 g de flores en 10 cl de alcohol de 30° durante una semana o más. Triture bien para exprimir el jugo. Cuélelo y utilice pequeñas cantidades para friccionar el cabello y el cuero cabelludo después del champú. Seque con cuidado. Realice la operación siempre después del champú durante una semana.

Leche de coco, ron y limón

En el caso de que su cabello sea demasiado áspero, mezcle el jugo fresco de un coco con dos cucharadas soperas de ron. Después del champú, empape una gasa espesa con esta loción y envuelva con ella el cabello. Retírela al cabo de veinte minutos. Aclare con agua ligeramente sazonada con limón o vinagre.

Limón

En el caso de que su cabello fuera demasiado graso, exprima dos limones. Cuele el zumo y añádale medio vaso de agua. Friccione vigorosamente el cabello aún mojado después del champú durante unos minutos. Realice la operación tres o cuatro veces por semana.

Ortiga

En el caso de que desee tonificar su cabello, prepare una infusión con un puñado de hojas frescas de ortiga y un litro de agua.

Deje que se entibie, cuélela y aplíquela sobre el cabello y el cuero cabelludo después del champú. Realice la operación en cada lavado del cabello durante unos diez días.

POLVOS

Romero y sal marina

En el caso de que tuviera problemas con la caspa, triture un buen puñado de hojas secas de romero con la misma cantidad de sal gorda marina hasta que queden reducidas a polvo. Trate el cuero cabelludo con aplicaciones tres veces por semana mediante masajes enérgicos hasta que desaparezca la caspa.

Después de su uso, el polvo se elimina fácilmente mediante un simple cepillado.

TÓNICO

Cebada, ron y vino blanco

Prepare una infusión con dos puñados de cebada y un litro de agua. Deje que se reduzca para aumentar el grado de concentración. Cuélela y añádale tres cucharadas soperas de ron y un gran vaso de vino blanco. Moje el cabello y el cuero cabelludo con esta loción y dé suaves masajes durante unos minutos. Aclare con agua tibia. Seque.

UNGÜENTO

Aceite de almendra dulce, aceite de ricino, aceite de oliva, manteca de vaca, vaselina y limón

Para el cabello muy estropeado, ponga al baño María un poco de manteca de vaca hasta que se funda; déjela entibiar y añadale una cucharada sopera de aceite de almendra dulce, otra de aceite de ricino, otra de vaselina y otra de aceite de oliva. Cubra bien el cabello y el cuero cabelludo con esta mezcla dando suaves masajes. Déjela reposar en la cabeza unos veinte minutos. Lave con un champú de huevo, aclare con agua sazonada con limón y seque suavemente. Realice la operación una vez a la semana durante tres semanas en curas trimestrales.

Celulitis

CATAPLASMA

Hiedra y harina de salvado

Eche un manojo de hojas de hiedra y tres puñados de harina de salvado a un litro de agua. Téngalo a fuego lento hasta que el agua se evapore por completo. Extienda la mezcla obtenida sobre una gasa y aplíquela sobre las partes *grasas* para facilitarles la resorción. Retírela al cabo de veinte minutos. Realice la operación una o dos veces al día en curas de una semana al mes.

Comedones

MASCARILLA

Limón, huevo, lechuga, patata y tomate

Exprima el jugo de algunas hojas verdes de lechuga. Ralle en trocitos muy finos la pulpa de una patata pelada. Añada un poco de zumo de tomate, una clara de huevo y unas gotas de zumo de limón. Aplique una capa de la mezcla sobre la cara.

Deje reposar unos diez minutos. Aclare con abundante agua sazonada con limón.

Cuello

Miel

Unte una gasa con miel semilíquida y envuelva con ella el cuello. Retírela al cabo de unos quince minutos y limpie la zona con ayuda de un algodón mojado en agua templada.

Realice la operación una vez al mes, o más a menudo en el caso de arrugas muy numerosas.

Dermis congestionada

COMPRESA

Zumo de pepino, nata fresca, clara de huevo y agua de rosas

Para descongestionar la piel de la cara, prepare una mezcla de pepino (una cucharada sopera) con un poco de nata fresca (una cucharadita de postre) y una clara de huevo batida a punto de nieve.

Añada unas gotas de agua de rosas. Mézclelo todo bien y humedezca una gasa. Aplíquela sobre la cara. Déjela en la zona unos veinte minutos.

Aclare con agua fresca y seque suavemente.

Efectos de la contaminación sobre la piel

EMULSIÓN

Pepino y aceite de oliva

Aplaste un trozo de pepino previamente pelado. Añádale aceite de oliva. Mézclelo bien y unte la cara con el preparado. Realice algunos masajes circulares con la punta de los dedos. Aclare con agua. Seque sin frotar.

Encías

Berro

Dé unos masajes a sus encías con unas hojas frescas bien limpias.

Envejecimiento de la piel

LOCIÓN

Zanahorias y hamamelis

Exprima el zumo de unas cuantas zanahorias. Añádale unas gotas de extracto de hamamelis. Mezcle bien y unte el cuerpo con la mezcla efectuando masajes circulares profundos después de la ducha o el baño.

Eritema solar

COMPRESA

Aceite de oliva, madreselva y vino blanco

Pique 250 g de planta y recúbrala con medio litro de aceite. Déjela en maceración durante diez días. Añada entonces 25 cl de vino blanco seco, póngalo todo al fuego, hiérvalo y déjelo a fuego lento durante 45 minutos. Deje que se enfríe, cuélelo y empape ligeramente una compresa que deberá aplicar sobre la zona dolorida. Retírela al cabo de unos veinte minutos.

Realice la operación si es necesario mañana y noche durante unos días en función de la evolución de los síntomas.

Zanahoria y aceite de oliva

Pique una zanahoria para que queden trocitos menudos y *báñela* en aceite de oliva. Aplique una buena capa de la mezcla sobre la cara. Retírela al cabo de diez minutos. Seque con ayuda de un algodón hidrófilo. Realice la operación dos veces al día tantos días como sea necesario según la evolución de los síntomas.

Exfoliación

UNGÜENTO

Sémola de trigo duro y yogur

Mezcle dos cucharadas soperas de sémola de trigo con un yogur de leche entera. Unte una manopla con este preparado y frote enérgicamente las diferentes partes del cuerpo. Aclare con agua tibia.

Granos y espinillas

CATAPLASMA

Melocotonero

Triture un buen puñado de hojas recién cogidas para exprimirles todo el jugo. Llene una gasa fina y aplíquela a modo de cataplasma sobre las zonas eruptivas. Retírela al cabo de diez minutos. Seque con cuidado. Realice la operación dos veces al día durante cinco días en función de cómo evolucionen los síntomas.

Limón, malva y tomate

Ponga a cocer un puñadito de hojas de malva en 25 cl de agua al que habrá añadido zumo de limón y zumo de tomate. Deje entibiar y aplique las hojas sobre las zonas afectadas de la cara. Retírelas al cabo de diez minutos. Aclare con agua sazonada con limón. Seque con cuidado.

Realice la operación por la mañana y por la noche durante unos días.

Hidratación de la piel

BAÑO

Romero

Prepare una decocción con 100 g de hojas secas y un litro de agua. Deje hervir unos diez minutos. Cuélela y viértala en el agua del baño. Sumérjase unos diez minutos.

CREMA

Limón, pepino, glicerina y patata

Exprima el zumo de un trozo de pepino. Paralelamente, pele y ralle una patata pequeña. Mézclelo todo y añada unas gotas de limón y tanta glicerina como sea necesaria para obtener una crema untuosa.

Unte la cara mediante suaves masajes.

Retire la mezcla de la piel al cabo de unos minutos. Seque con cuidado con la ayuda de un algodón hidrófilo.

Esta crema puede ser utilizada indistintamente para cara y cuerpo.

Higiene dental y bucal

Arcilla y limón

Triture bien un trozo de arcilla seca y remójela con limón. Utilice esta mezcla a modo de dentífrico una semana al mes.

Carbón de leña, limón y glicerina

Triture un poco de carbón de leña. Remójelo con zumo de limón y añada glicerina para obtener una pasta untuosa.
   Cepíllese los dientes con esta pasta en curas trimestrales.

Limpieza de la piel

BAÑO

Tila, salvado y algas marinas

Prepare una infusión de tila (dos puñados por un litro de agua). Cuélela y mézclela con media libra de salvado y dos cucharadas soperas de algas secas. Ponga el preparado en una bolsita de gasa y tírelo a la bañera. Sumérjase en el agua unos diez minutos.

Limpieza de las pieles grasas

BAÑO

Bicarbonato, menta y tila

Prepare una infusión de menta y tila (un buen puñado de cada una por litro de agua). Añádale una cucharada de bicarbonato

134

y viértala en el agua de la bañera. Sumérjase durante diez minutos.

Manchas rojas

CATAPLASMA

Fresa

Triture un puñado pequeño de hojas frescas hasta obtener una pasta. Aplíquela sobre las zonas afectadas. No la retire hasta que pasen unos diez minutos. Aclare con agua limpia. Seque con cuidado.

Realice la operación dos veces al día hasta que desaparezcan las manchas.

EMULSIÓN

Berro y aceite de almendra dulce

Triture una pequeña cantidad de hojas de berro fresco para exprimir todo el jugo. Mezcle dicho jugo con unas gotas de aceite de almendra y aplíquelo en suaves masajes sobre la piel enrojecida hasta que sea totalmente absorbido.

Realice la operación una o dos veces al día durante unos días en función de cómo evolucionen los síntomas.

Manos

CREMA SUAVIZANTE

Limón y harina de arroz

Mezcle un poco de harina de arroz con agua hasta obtener una mezcla untuosa. Añada unas gotas de zumo de limón. Úntese las manos con esta crema natural y frótelas un buen rato suavemente una contra la otra en movimientos giratorios. Aclare con agua limpia. Seque.

Ojeras

APLICACIÓN

Manzana, patata y hamamelis

Ralle media manzana verde (del tipo *granny-smith*) y una patata pequeña previamente pelada.

Mezcle las pulpas, aplástelas, y añádales unas gotas de hamamelis. Aplique una gruesa capa de esta mezcla y déjela sobre las ojeras unos diez minutos. Aclare con agua limpia y seque con cuidado.

MASCARILLA

Leche, pan y patata

Remoje un poco de miga de pan en leche fresca entera y reduzca a trocitos pequeños la pulpa de una patata previamente pelada. Mézclelo todo y unte las ojeras con una capa gruesa.

Retírela al cabo de diez minutos. Aclare con agua limpia. Seque con cuidado.

Pecas

LOCIÓN

Zumo de limón

Limpie de forma puntual la cara con puro zumo de limón para mitigar la coloración de las manchas.

Pestañas

Aceite de ricino

Para dar brillo y suavidad a sus pestañas, unte las pestañas con aceite de ricino puro mediante un pequeño pincel duro. Alise desde el interior hacia el exterior haciendo que las pestañas vayan hacia arriba.

Piel delicada

LINIMENTO

Copos de avena y aceite de almendra dulce

Ponga a cocer unos cincuenta gramos de copos de avena en un litro de agua durante diez minutos.

Cuele la decocción y añádale tanto aceite de almendra dulce como sea necesario para obtener un preparado untuoso. Unte el cuerpo con este linimento efectuando masajes concéntricos bastante enérgicos.

Piel estropeada

MASCARILLA NUTRITIVA

Aguacate y yogur

Aplaste la pulpa de un aguacate pequeño. Añádale tanto yogur como sea necesario para obtener una crema untuosa.

Unte la cara y deje la crema unos diez minutos. Aclare con agua limpia.

Seque sin frotar.

Piel grasa

Limón, kiwi y naranja

Mezcle el zumo de medio limón con el zumo de una naranja y el zumo de dos kiwis. Unte la cara con la mezcla realizando lentos masajes circulares. Aclare con agua sazonada con limón.

Perifollo

Limpie la piel con una loción de zumo puro de perifollo. Realice la operación mañana y noche varios días por semana.

Piel mate

MASCARILLA EMBELLECEDORA

Fresas, glicerina y huevo

Convierta en pasta unas fresas bien maduras. Mézclelas con una clara de huevo y únalas con unas gotas de glicerina. Unte la cara con una fina capa y no la retire hasta pasados unos diez minutos. Aclare con agua limpia. Seque sin frotar.

Piel seca

CATAPLASMAS

Melocotón

Aplaste la pulpa, cocida o cruda, de unos cuantos melocotones bien maduros previamente pelados y póngasela sobre la cara.

Retírela al cabo de diez minutos. Aclare la cara con agua limpia. Seque sin frotar.

Tomate

Corte unas rodajas de tomate fresco bien maduro. Aplíquelas a la piel de la cara. Déjelas sobre el rostro unos diez minutos. Seque sin frotar.

EMULSIÓN

Limón, aceite de almendra dulce y aceite de rosas

Mezcle un poco de zumo de limón con unas cucharadas soperas de aceite de almendra dulce. Perfume la mezcla con unas gotas de aceite de rosas. Úntese el cuerpo sin dar masaje. Deje reposar unos minutos. Seque sin frotar con ayuda de un algodón hidrófilo.

LOCIÓN

Melón, leche y agua destilada

Mezcle el zumo de un melón a partes iguales con la leche y el agua destilada. Mójese la cara con la loción antes de irse a dormir.

MASCARILLA

Zanahorias, nata fresca y miel

Exprima el zumo de dos zanahorias grandes. Mézclelo con una cucharadita de nata fresca y una cucharada sopera de miel. Extienda una capa fina de la mezcla sobre la cara. Déjela actuar un cuarto de hora. Aclare con agua limpia. Seque sin frotar.

Carne de ternera

Ponga filetes recién cortados sobre las mejillas, la frente, la nariz y la barbilla. Retírelos al cabo de unos diez minutos. Aclare con agua limpia.

Piel sensible

Pétalos de rosa

Arranque los pétalos de algunas rosas recién cogidas y aplástelos bien. Extienda una fina capa del preparado sobre la cara. Retírela al cabo de unos veinte minutos. Aclare con agua limpia. Seque sin frotar.

Poros dilatados

LOCIÓN

Limón

Mezcle el zumo de un limón con 20 cl de agua. Aplíquelo a las zonas afectadas con un algodón hidrófilo. Seque sin frotar.

Se pueden mejorar los resultados pasando un cubito de hielo por la cara.

Limón, fresas y tomate

Exprima el zumo de un tomate y de unas cuantas fresas. Cuélelo y añádale unas gotas de zumo de limón. Extienda la loción sobre las zonas afectadas, principalmente las aletas de la nariz, con la ayuda de un algodón hidrófilo. Seque sin frotar.

Ciruela roja y aceite de almendra dulce

Triture unas cuantas ciruelas rojas maduras hasta obtener una pasta homogénea. Añádale unas gotas de aceite de almendra dulce y unte las partes de la cara afectadas con una capa generosa. Retírela al cabo de unos veinte minutos. Aclare bien.

Relajación

Baño

Apio, pepino, menta, tomate, romero, perejil y salvia

Pique en trocitos menudos un pepino, dos tomates gruesos, un trocito de apio, una rama de romero, un ramillete de perejil y unas cuantas hojas de menta y de salvia. Póngalo todo en una bolsita de gasa y déjela en infusión unos diez minutos en el agua del baño. Sumérjase y deje que el cuerpo se relaje. Aclare.

Laurel

Ponga a macerar 300 g de hojas secas en dos litros de agua durante diez días. Tritúrelas para extraerles todo su jugo. Cuele este y añádalo al agua del baño, una vez por semana.

Revitalización de la piel

Mascarilla

Polen y yema de huevo

Mezcle una o dos cucharadas soperas de polen con una yema de huevo. Aplíquelo media hora. Aclare.

Sarro

Fresa

Sustituya el dentífrico tradicional por una fresa bien madura previamente aplastada. Cepíllese vigorosamente los dientes. Realice la operación por la mañana, mediodía y noche durante tres o cuatro días.

Senos

EMULSIÓN

Alcohol alcanforado, limón y glicerina

Mezcle el zumo de un limón con una o dos cucharaditas de glicerina.

Añada unas gotas de alcohol alcanforado. Aplique la emulsión sobre los senos mediante suaves masajes circulares. Limpie con un algodón hidrófilo.

Suavidad de la piel

EMULSIÓN

Mantequilla y lechuga

Ponga a hervir una lechuga en dos o tres litros de agua. Deje que se reduzca para obtener una pasta bien concentrada. Añada 25 g de mantequilla y mézclelo. Cuélelo. Impregne con ello la cara mediante un algodón hidrófilo bien empapado con el preparado. Déjelo sobre la zona unos quince minutos. Aclare con agua limpia. Seque sin frotar.

Tez

Zanahorias

Para devolver el brillo natural de la piel a finales de invierno, exprima el zumo de tres zanahorias pasándolas por la batidora. Embadurne toda la cara con el zumo y déjelo reposar durante veinte minutos.

A continuación, aclare con agua mineral y seque la cara sin frotar con una toalla de felpa o un algodón. (Tenga la precaución de proteger el cabello durante la operación, para evitar cualquier riesgo de coloración).

Tonificación

Baño

Lampazo, limón y lechuga

Prepare una infusión de raíz de lampazo (50 g por cada litro de agua). Vierta la infusión en el agua del baño. Pase por la batidora una lechuga, cuele la solución resultante y viértala en el agua del baño con el zumo de cuatro limones. Sumérjase unos diez minutos.

Loción

Albahaca y lechuga

Prepare una infusión de albahaca (un manojo de la planta fresca) y lechuga (unas cuantas hojas verdes) en medio litro de agua. Deje que se reduzca para obtener un líquido concentrado. Aplíquelo sobre la cara por la mañana y por la noche dando pequeños golpecitos con un algodón hidrófilo. Seque sin frotar.

Malva

Prepare una infusión de malva con dos manojos de planta por cada litro de agua. Deje que se reduzca hasta obtener una solución bien concentrada. Aplique esta solución mañana y noche dando golpecitos sobre la cara con un algodón hidrófilo bien empapado. Deje secar.

Peras

Ponga a cocer cuatro o cinco peras en un litro de agua. Deje que se reduzca hasta que obtenga un líquido untuoso. Cuélelo y deje que se entibie. Aplíquelo sobre el cuerpo dando enérgicos masajes circulares después del baño o ducha.

Esta loción tiene también propiedades suavizantes.

MASCARILLA

Arándanos y salvado

Aplaste unos cien gramos de arándanos frescos y mézclelos con tanto salvado como sea necesario para obtener una pasta bastante consistente. Extienda una espesa capa sobre la cara.

Deje que repose un cuarto de hora. Aclare con agua. Seque sin frotar.

Fécula de patata y yogur

Mezcle unas cucharadas soperas de fécula de patata con un yogur de leche entera hasta obtener una pasta suficientemente consistente.

Unte la cara con este preparado y déjelo sobre la zona unos quince minutos.

Aclare con agua. Seque sin frotar.

Zanahoria y manzana

Mezcle el zumo de dos zanahorias grandes y el de una manzana ligeramente ácida. Unte la cara con ayuda de un algodón hidrófilo bien empapado.

Deje que repose unos minutos. Aclare con agua limpia. Seque con cuidado.

UngÜento

Limón, almendra dulce y manzana

Ralle media manzana reineta y triture meticulosamente su pulpa. Añada unas gotas de aceite de almendra dulce y unas gotas de zumo de limón. Mézclelo todo y aplíquelo sobre la cara.

Deje que repose unos diez minutos. Aclare con agua limpia. Seque sin frotar.

Recetas de ayer

A lo largo de la historia, las plantas siempre han llamado la atención de médicos y farmacéuticos, que han reconocido empíricamente los efectos beneficiosos de estas.

Prueba de ello son, por ejemplo, las recetas siguientes, extraídas de la obra titulada *L'Avis au peuple sur sa santé*, de M. Tissot, doctor en medicina de Montpellier, y miembro de la Sociedad Real de Londres, de la Academia médico-física de Basilea y de la Sociedad Oecon de Berna (en la casa de Jean Zimmerli en Lausana, a expensas de François Grasset, 1763).

Algunas recetas útiles

Aplicaciones emolientes

CONTRA LOS DOLORES

Podemos utilizar diferentes aplicaciones emolientes, aproximadamente todas con las mismas propiedades. Son las siguientes:

— franela remojada en una decocción de flores de malva;
— bolsitas rellenas con flores de malva, flores de bonhomme, saúco, amapola y manzanilla hervidas en agua o leche.

CONTRA LOS PANADIZOS

Puede recurrirse a los siguientes remedios:

— cataplasmas con las mismas flores cocidas en agua o leche;
— vejigas a medio llenar, o agua caliente y leche, o una decocción emoliente;
— una cataplasma de miga de pan y leche, o una pasta de cebada o de arroz muy hecho;

En casos de pleuresía, se puede frotar la parte afectada con un ungüento de malvavisco.

CALLOS EN LOS PIES

Después de extraer el cuerno muerto, aplique sobre el callo una hoja de jusbarba, o de hiedra trepadora, o de verdolaga, previamente mojada en vinagre si se desea. Como puede verse, estos remedios han sobrevivido a los años sin perder interés.

CATAPLASMAS

Contra las picaduras de avispas y de otros insectos

Las mejores aplicaciones que pueden utilizarse son:

— perifollo, perejil o flor del saúco;
— si el dolor es ligero, basta con poner un trozo de tela grueso y suave, espolvoreado con harina seca;
— si la inflamación es grande, un trozo de franela remojada en una decocción concentrada de saúco y aplicada tibia.

GARGARISMOS

Se puede hacer gárgaras con una decocción, o más bien con una infusión de hierba doncella, o de flores de rosas rojas. Para cada cuartillo hay que añadir dos onzas de vinagre y otras tantas de miel y ya se puede hacer gárgaras con la solución caliente.

Puede secarlas con alguna aplicación un poco corrosiva, como la leche de hoja de verdolaga, o de higuera, o de celidonia (cuidado en el caso de aquellas personas de piel delicada, ya que cabe el riesgo de hinchazones dolorosas).

Otros preparados antiguos

Dientes y encías

PASTA DENTÍFRICA (ITALIA, SIGLO XVIII)

Limón, malva, pan quemado y sal

Aplaste una tostada de pan quemado. Paralelamente, hierva unas hojas frescas de malva.

Mezcle ambos ingredientes y mójelos con agua bien salada hasta obtener una pasta untuosa. Perfume la mezcla con unas cuantas gotas de zumo de limón. Cepíllese los dientes con este preparado por la mañana, al mediodía y por la noche durante unos días.

Piel

MASCARILLA QUE CONFIERE BRILLO Y SUAVIDAD (ESPAÑA, SIGLO XVIII)

Aceite de oliva, malva y huevo

Triture un buen puñado de hojas frescas de malva. Añada un chorrito de aceite de oliva y una yema de huevo. Mézclelo todo bien y extiéndalo sobre la cara. Deje reposar unos diez minutos. Aclare con agua. Seque sin frotar. Realice la operación una vez por semana.

Mascarilla desengrasante (Portugal, siglo XIX)

Limón, castañas, tomate y salvado

Ponga a cocer unas diez castañas en medio litro de agua durante una media hora larga. Escúrralas. Pélelas y aplástelas después de añadirles una cucharada sopera de salvado. Remójelo todo con zumo de tomate.

Unte la cara con una capa gruesa y deje que repose unos quince minutos. Aclare con agua sazonada con limón. Seque sin frotar.

Mascarilla nutritiva (Francia, siglo XX)

Limón, pepino y almendra dulce

Remoje una pequeña cantidad de polvo de almendra dulce con tanto zumo de pepino como necesite para obtener una pasta untuosa. Añada el zumo de medio limón. Mezcle muy bien y unte la cara totalmente con una capa gruesa de la mezcla. Retírela al cabo de diez minutos. Aclare con agua sazonada con limón. Seque sin frotar.

Realice la operación una vez por semana en curas de tres semanas por trimestre.

Tónico (Italia, siglo XVIII)

Glicerina, patata, limón

Extraiga el jugo de unas cuantas patatas previamente peladas. Añádale tanta glicerina como sea necesario para obtener un preparado untuoso. Unte el ungüento realizando suaves masajes circulares sobre la cara.

Deje reposar unos diez minutos. Aclare con agua sazonada con limón. Seque sin frotar.

Vermes

Ciruelo, hollín y vinagre

Triture un buen puñado de hojas secas de ciruelo. Mézclelas con un poco de hollín y riéguelas con vinagre hasta obtener una pasta bastante manejable. Prepare una cataplasma y unte una gasa con el preparado y aplíquela sobre el abdomen del niño afectado por oxiuriasis. No la retire hasta pasados unos veinte minutos.
    ¡Parece ser que la receta es infalible!

Conclusión

Como acabamos de ver detalladamente en los diferentes capítulos de este libro, la naturaleza esconde una gran cantidad de tesoros que podemos explotar para mejorar nuestro bienestar diario. Y esto puede ser posible gracias a las propiedades específicas de cada planta, que basta con conocer y utilizar en preparados muy sencillos de hacer. Estos preparados, además, presentan la ventaja de no ser muy agresivos para el cuerpo y de no tener efectos secundarios molestos.

Pequeñas heridas o desolladuras, problemas de la piel, irritaciones e inflamaciones puntuales podrían llegar a calmarse en las mejores condiciones posibles, sin que sea necesario recurrir a una farmacopea más pesada. Eso sí, hay que ser capaz de seleccionar los vegetales que utilizamos para obtener los efectos deseados.

Por tanto, no nos cansaremos de aconsejar al lector que se familiarice lo antes posible con la botánica, de manera que pueda sacar partido de todas las plantas y, en consecuencia, de todas las recetas.

Por otro lado, cada cual debe estar atento a la evolución de los dolores que sufre, y no debe contentarse con abluciones y aplicaciones cuya eficacia no está probada más que en síntomas periféricos sin mayor gravedad. Querer quedarse únicamente con remedios puntuales y a fin de cuentas superficiales cuando el estado de salud requiere tratamientos más intensos constituye, sin duda, un error fundamental que hay que evitar a toda costa.

Si los síntomas, sean cuales fueren, perseveran al cabo de unos días, es imperativo consultar a un médico, quien podrá establecer el diagnóstico y determinar el tratamiento más apropiado.

Con ello queremos decir que esta guía no constituye una obra médica en el sentido científico del término y los consejos que en ella se dan no pueden sustituir a los de la ciencia médica. Sin embargo, bien utilizada, esta guía puede aportar respuestas efectivas, concretas e inmediatas a pequeños males y problemas cotidianos; y ello sin riesgo alguno para su bien más preciado: su bienestar, fuente de equilibrio, de esplendor y de confort.

Glosario

Aceite medicinal. Aceite esencial y otros principios de origen vegetal mezclados con aceite de oliva.

Analgésico. Que calma o suprime el dolor.

Antibacteriano. Que se opone a la proliferación bacteriana.

Antibiótico. Que se opone a la proliferación microbiana.

Antifúngico. Que se opone a la proliferación de hongos.

Antiséptico. Que se opone a la infección.

Astringente. Que aprieta.

Bactericida. Que destruye las bacterias.

Cataplasma. Disolución más o menos espesa de una harina en un líquido. Por extensión, confección y utilización de una sustancia vegetal cualquiera cortada, machacada o reducida a pasta y aplicada —fría o caliente— sobre una parte del cuerpo, ya sea directamente, ya sea mediante una gasa o trozo de tela.

Compresa. Trozo de tela empapado de una solución medicamentosa más o menos fluida y aplicado sobre una parte del cuerpo.

Decocción. Preparado realizado a partir de una mezcla de plantas y de agua fría llevada a ebullición (dejando que se caliente a fuego lento un cuarto de hora en el caso de las flores y una media hora o más en el caso de las cortezas o las raíces), y posteriormente colada con ayuda de un colador o a través de un trozo de tela. Sólo se utiliza el líquido resultante.

Dermatosis. Enfermedad de la piel.

Eccema. Ataque inflamatorio de la piel cuyos principales síntomas son los eritemas (enrojecimiento) y unas vesículas dérmicas finas.

Emoliente. Que relaja.

Eritema. Inflamación superficial de la piel que se caracteriza por el enrojecimiento.

Esencia. Aceite esencial.

Infusión. Al contrario de la decocción, las plantas o extractos de planta se sumergen en agua hirviendo, en la que difunden sus principios activos.

Maceración. Preparado realizado por *remojo* de toda o parte de una planta en agua fría, o incluso en alcohol, vinagre o vino. Según los vegetales elegidos, hay que dejar que maceren durante horas o durante días para extraer la mayor cantidad de principios activos. Cuélelo con un colador o con un trozo de tela. Como en el caso de la decocción, sólo se utiliza la solución resultante.

Ungüento. Mezcla de una sustancia generalmente grasa con diferentes elementos vegetales o medicamentosos para aplicaciones corporales externas.

Vulneraria. Se dice de una sustancia que presenta la propiedad de favorecer la cura de heridas. (Es importante destacar que el sustantivo también designa una planta herbácea de flor amarilla utilizada con el mismo objetivo).

Índice de plantas tratadas en la guía

Índice de nombres científicos

Lilium candidum, 43
Linaria cymbalaria, 33
Linaria vulgaris, 42
Linum usitatissimum, 43
Lippia citriodora, 45
Lonicera caprifolium, 44
Lupinus albus, 27
Lycopersicum esculentum, 54
Malva sylvestris, 44
Matricaria chamomilla, 45
Mentha piperita, 46
Mespilus germanica, 48
Morus nigra, 47
Myristica fragans, 30
Nasturtium officinale, 25
Ocimum basilicum, 48
Olea europaea, 45
Origanum majorana, 50
Parietaria officinalis, 51
Petroselinum crispum, 51
Pinus sylvestris, 51
Plantago major, 43
Polygonum aviculare, 33
Polygonum bistorta, 30
Populus nigra, 25
Potentilla erecta, 55
Prunus avium, 33
Prunus domestica, 34
Prunus persica, 46

Punica granatum, 38
Pyrus communis, 51
Quercus robur, 52
Rhododendron ferrugineum, 53
Ribes nigrum, 38
Rubus fruticosus, 57
Rubus idaeus, 37
Rumex acetosa, 23
Salix purpurea, 53
Sambucus racemosa, 53
Satureja hortensis, 24
Scolopendrium officinale, 41
Sempervivum grandiflorum, 40
Solanum melongena, 29
Solanum tuberosum, 50
Sorbus aucuparia, 53
Stellaria media, 27
Syringia vulgaris, 42
Thuja occidentalis, 55
Thymus vulgaris, 54
Tilia platyphyllos, 54
Tropaeolum majus, 31
Ulmus campestris, 49
Urtica dioica, 49
Vaccinium myrtillus, 28
Verbena officinalis, 55
Vicia faba, 39
Viola odorata, 56
Viscum album, 48

www.ingramcontent.com/pod-product-compliance
Lightning Source LLC
Chambersburg PA
CBHW062058270326
41931CB00013B/3127